JAHRTAUSENDEALTE GEHEIMNISSE FÜR KINDER

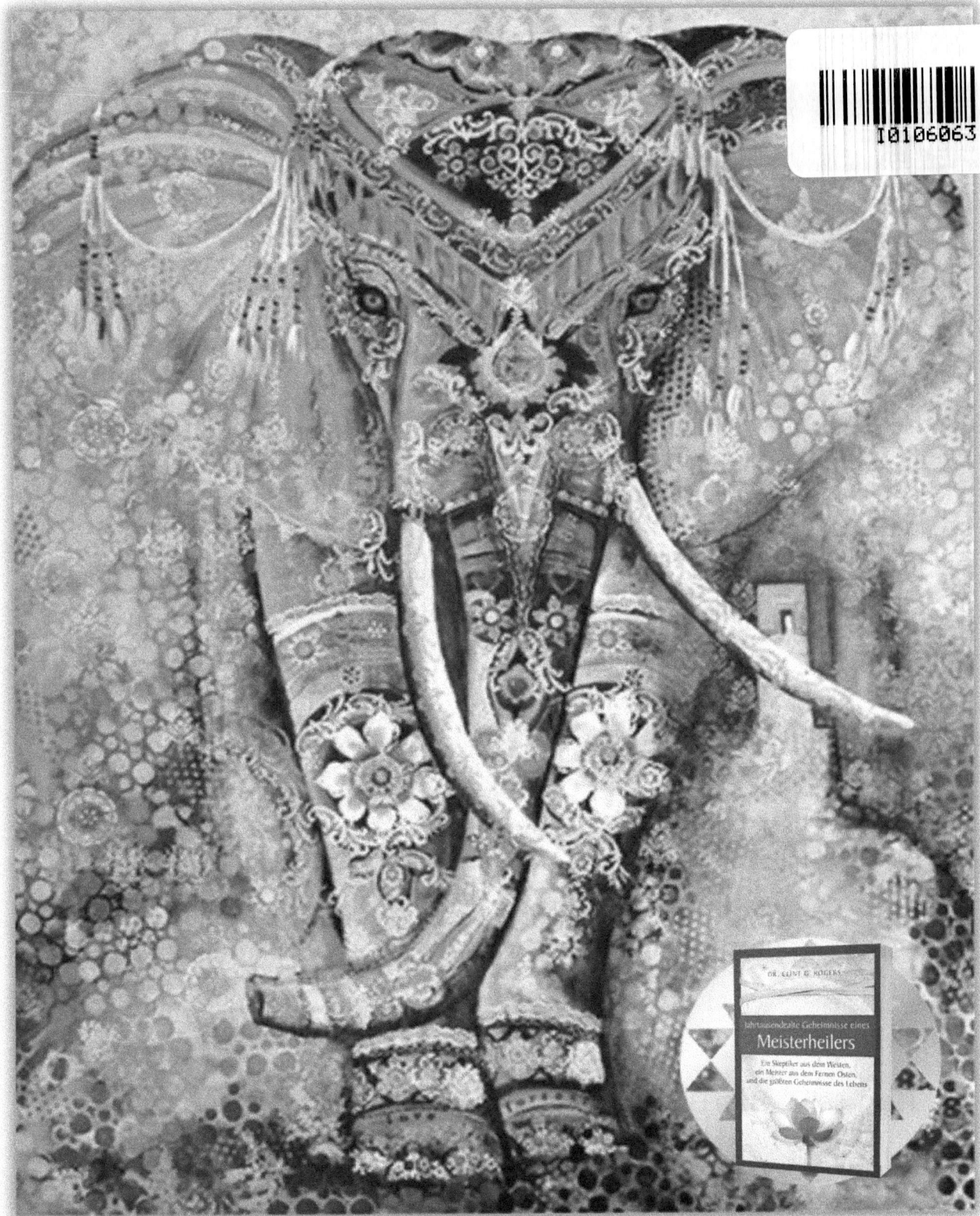

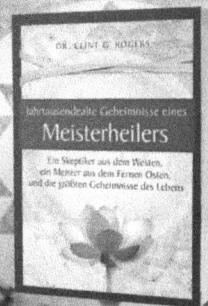

AUSMAL - UND BESCHÄFTIGUNGSBUCH

Inspiriert von Dr. Naram, Dr. Clint G. Rogers,
und dem Buch *Jahrtausendealte Geheimnisse eines* Meisterheilers

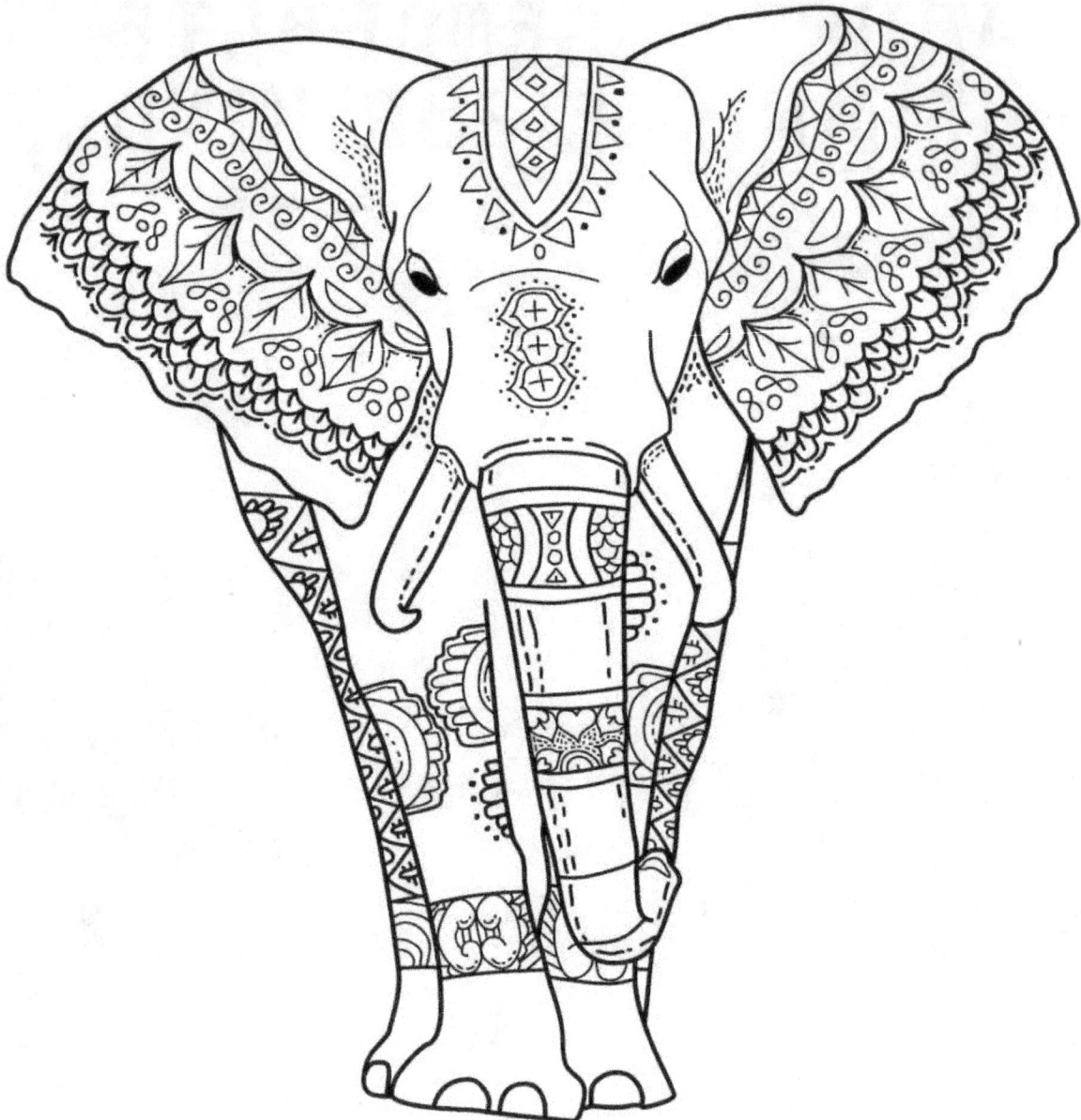

Design & Inhalt: Dr. Clint G. Rogers & Heidi M. Aden
Übersetzt von Cornelia Merk & Miriam Stuckmann

ISBN: 978-1-952353-79-6

Erste Druckausgabe 2022 in den Vereinigten Staaten

www.MyAncientSecrets.com

DIESES KUNSTBUCH GEHÖRT:

Name: _____ Alter: _____

WER BIN ICH?

Benutze den Platz, um dich selbst zu malen.

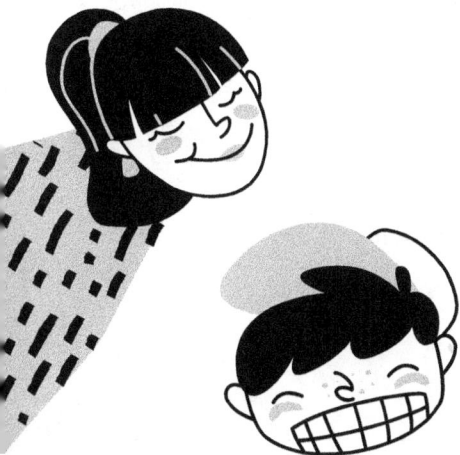

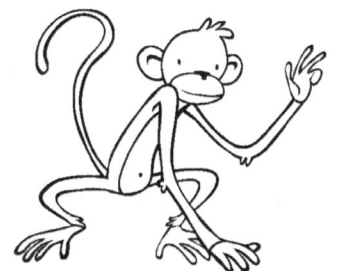

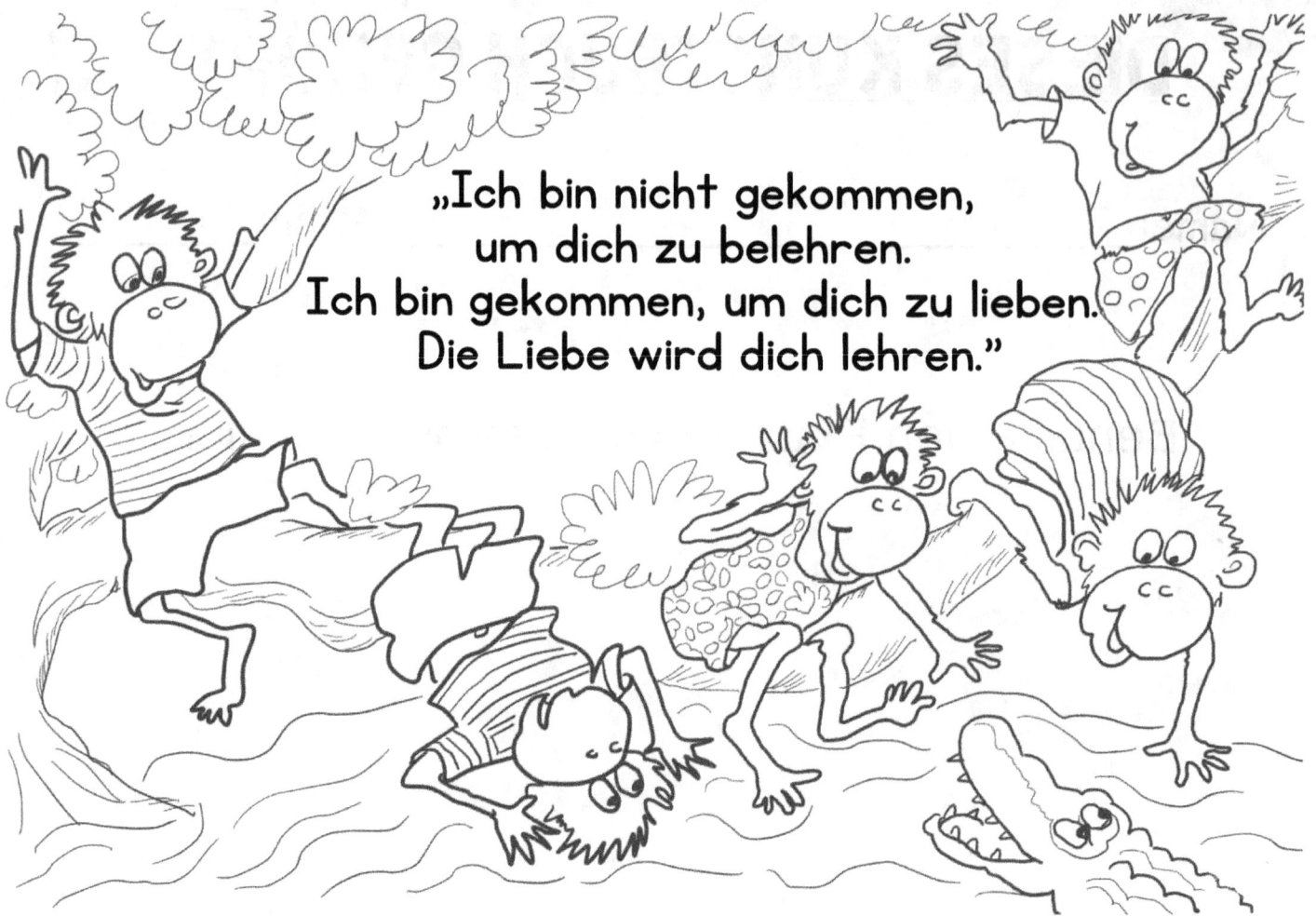

> „Ich bin nicht gekommen,
> um dich zu belehren.
> Ich bin gekommen, um dich zu lieben.
> Die Liebe wird dich lehren."

Dr. Naram war ein großartiger Heiler, der Millionen von Menschen auf der ganzen Welt half, indem er jahrtausendealte Geheimnisse aus der Natur verwendete. Bevor er starb, gab er diese Geheimnisse an seine Schüler weiter, wie zum Beispiel Dr. Clint G. Rogers, der viele von diesen Geheimnissen in einem Buch zusammengefasst hat, welches „Jahrtausendealte Geheimnisse eines Meisterheilers" heißt.

Das Buch wird in über 30 Sprachen übersetzt, damit Menschen auf der ganzen Welt diese Geheimnisse für Gesundheit und Glück lernen können.

Möchtest du mehr über die jahrtausendealten Geheimnisse für Gesundheit und Glück erfahren?

Mit diesem Mal- und Beschäftigungsbuch kannst auch du viele dieser Geheimnisse kennenlernen!

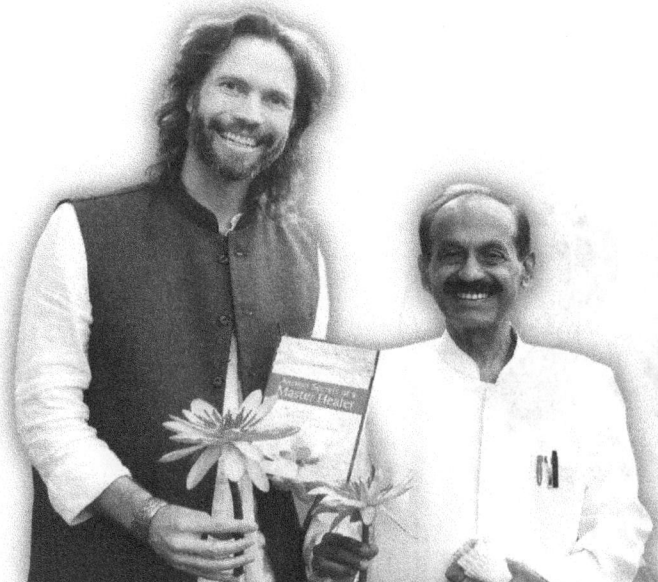

Dr. Clint G. Rogers & Dr. Pankaj Naram

Es ist wichtig zu wissen, was du willst

Krushna Naram gibt einige Lebensweisheiten weiter, die ihm sein Vater, Dr. Pankaj Naram, im Laufe der Jahre mitgegeben hat.

Eines der wichtigsten Dinge, die dir dabei helfen, ein gesundes, ausgewogenes Leben zu führen, ist zu wissen, was du willst.

Jahrtausendealte Geheimnisse eines Meisterheilers (JGEM), Seite 6

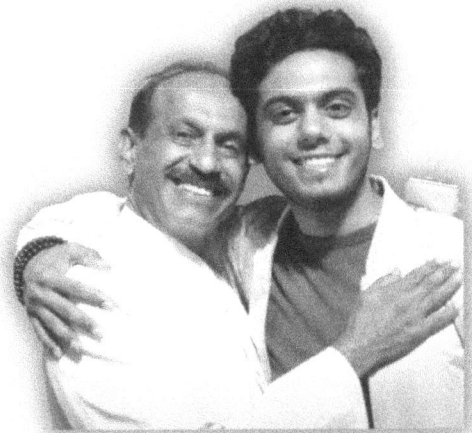

Dr. Naram & Krushna Naram

WAS WILLST DU?

1)

2)

3)

Was willst du . . .

Paläontologe werden und Fossilien studieren?

(Ein Paläontologe ist ein Wissenschaftler, der Fossilien studiert und
Überreste jahrtausendealter Organismen untersucht.)

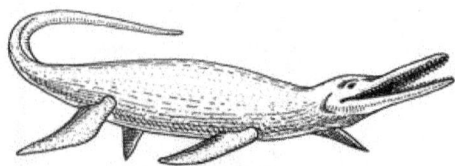
MOSASAURUS

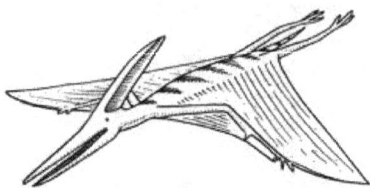
PTEROSAURIA

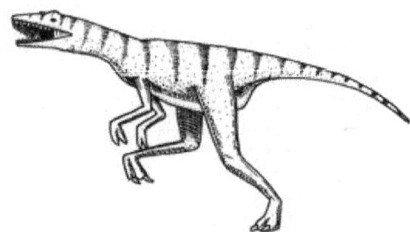
VELOCIRAPTOR

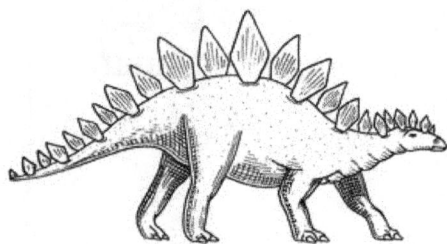
STEGOSAURUS

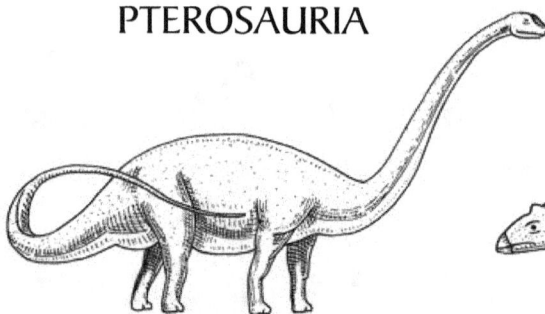
BAROSAURUS

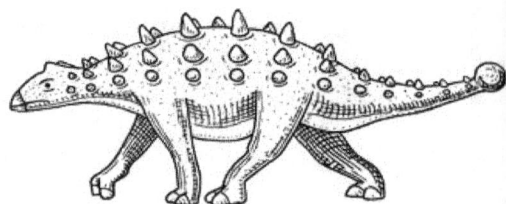
ANKYLOSAURUS

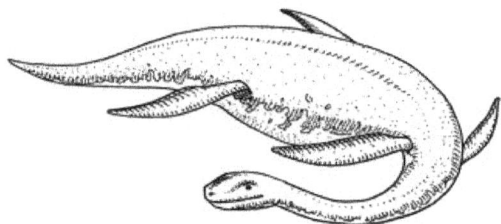
ELASMOSAURUS

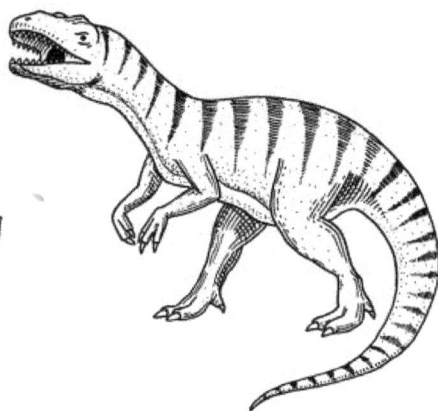
TYRANNOSAURUS

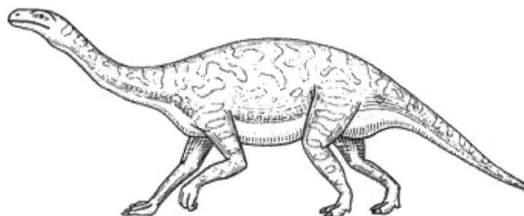
PLATEOSAURUS

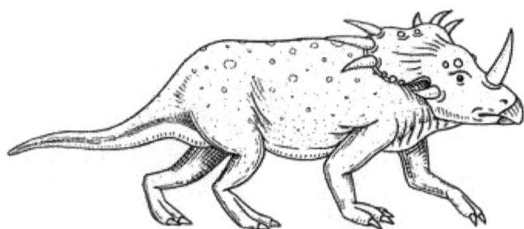
TRICERATOPS

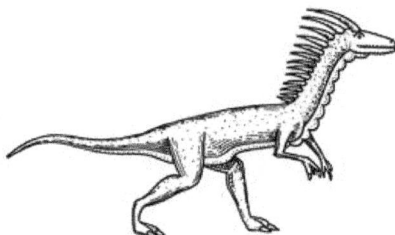
DEINONYCHUS

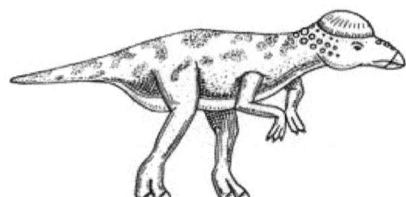
PACHYCEPHALOSAURIA

DINOSAURIER

TYRANNOSAURUS REX

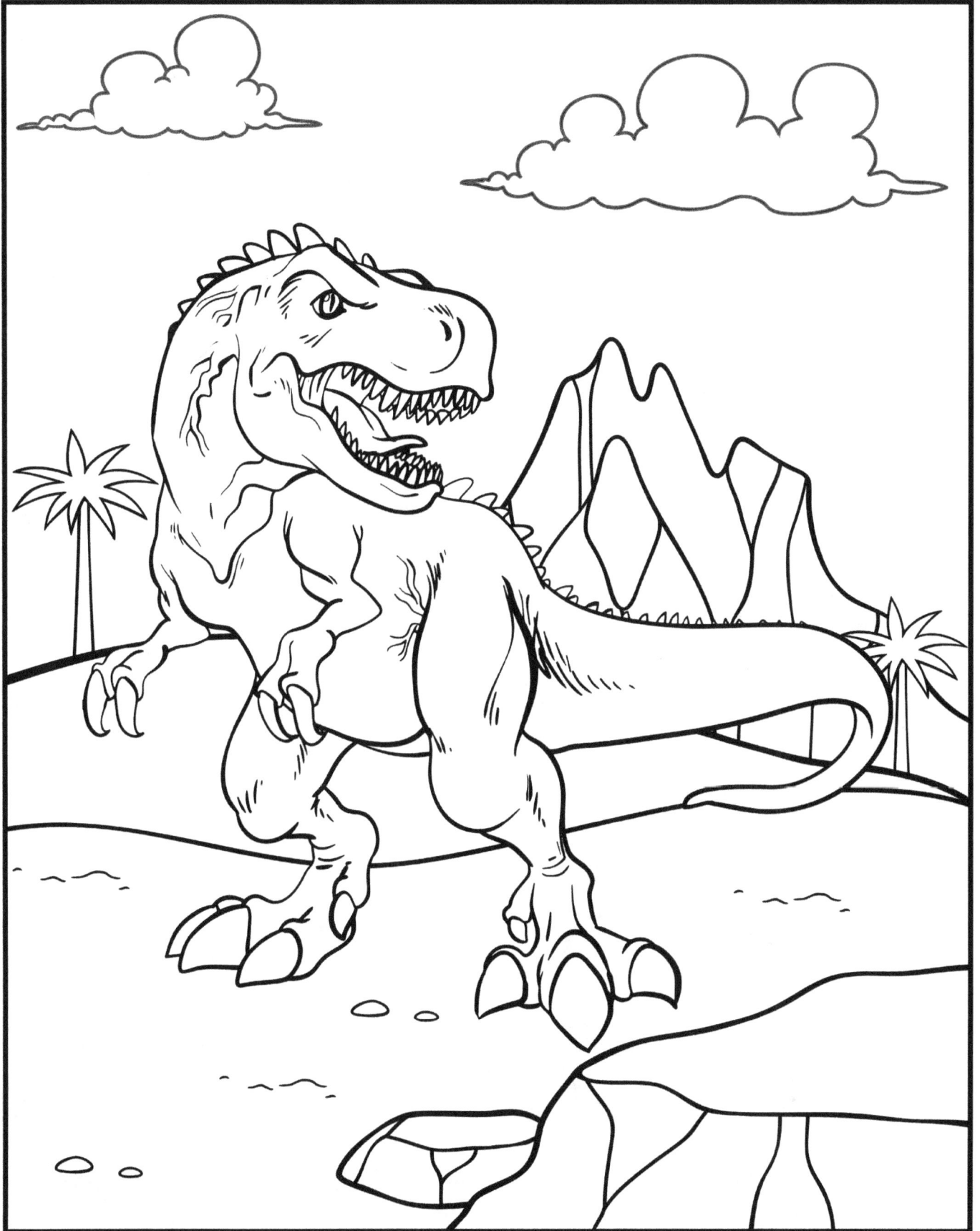

BRACHIOSAURUS

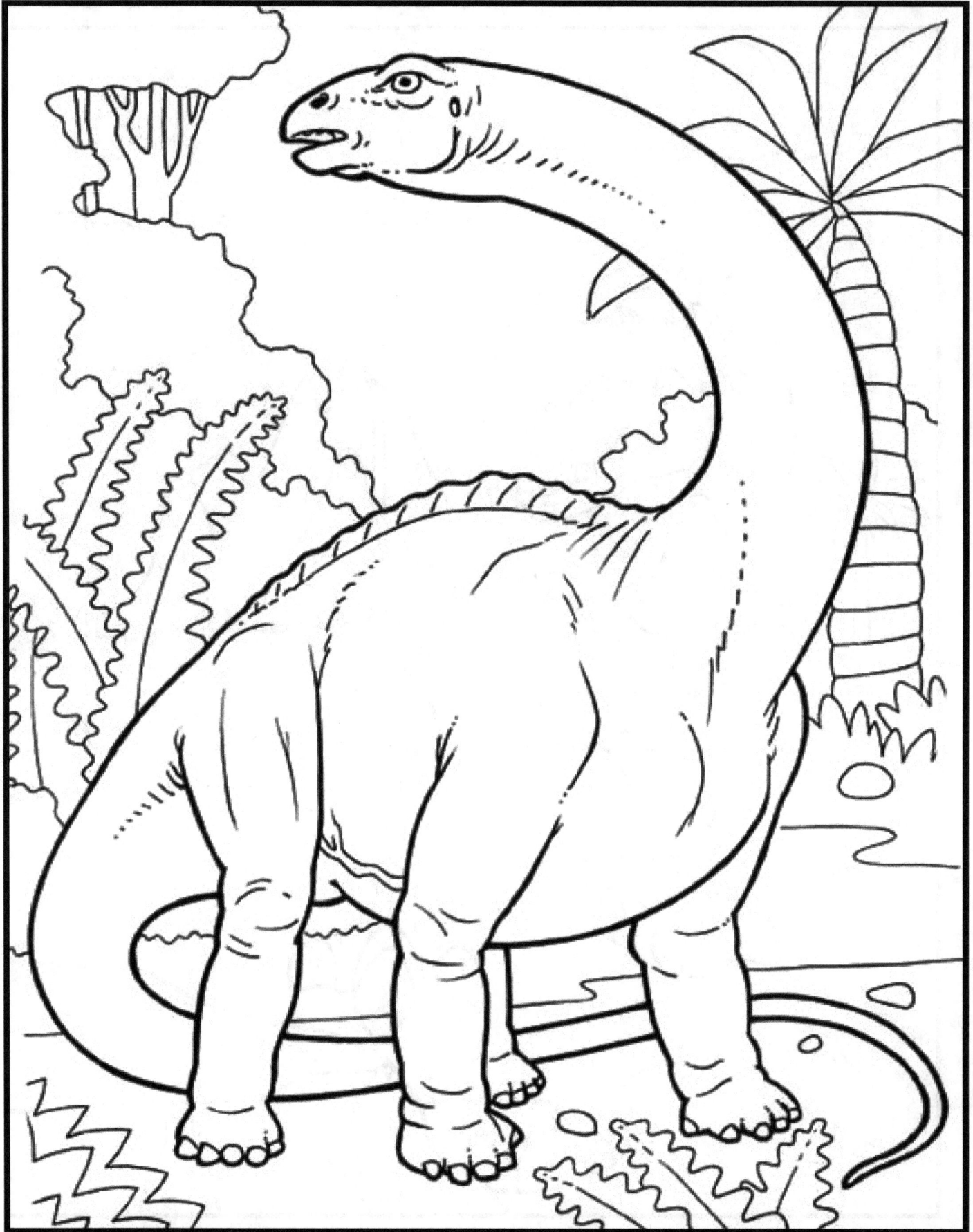

Ein Geschenk, das von Herzen kam...

Als diese beiden Jungs aus Deutschland erfuhren, dass die Waisenkinder in Not waren, hatten sie den großen Wunsch zu helfen. Sie beschlossen, nicht nur ihr Taschengeld zu spenden, um die Waisenkinder zu unterstützen, sondern auch ihre fantastische Dinosauriersammlung! Durch ihre Tat haben sie viele andere Erwachsene und Kinder dazu angeregt, ebenfalls von Herzen zu geben. Dr. Naram und Dr. Clint hatten die Ehre, die Dinosaurier zu den Waisenkindern in Nepal zu bringen, und mit ihnen auch die Liebe dieser zwei Jungs. Ihre Aktion regte viele Menschen an, ebenfalls zu spenden. Es ist erstaunlich, was passieren kann, wenn du dich von der Liebe leiten lässt!

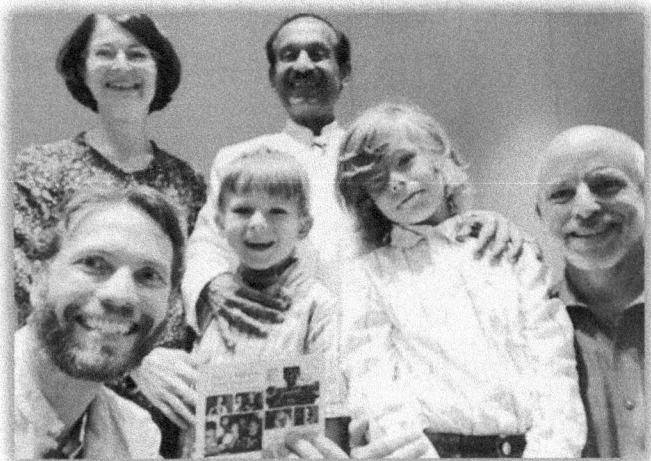

Jonathan & George Simon (in der Mitte), mit ihrer Mutter, Dr. Naram, Dr. Clint, und ihrem Vater.

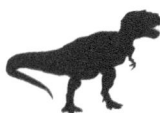

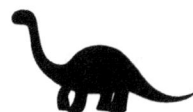

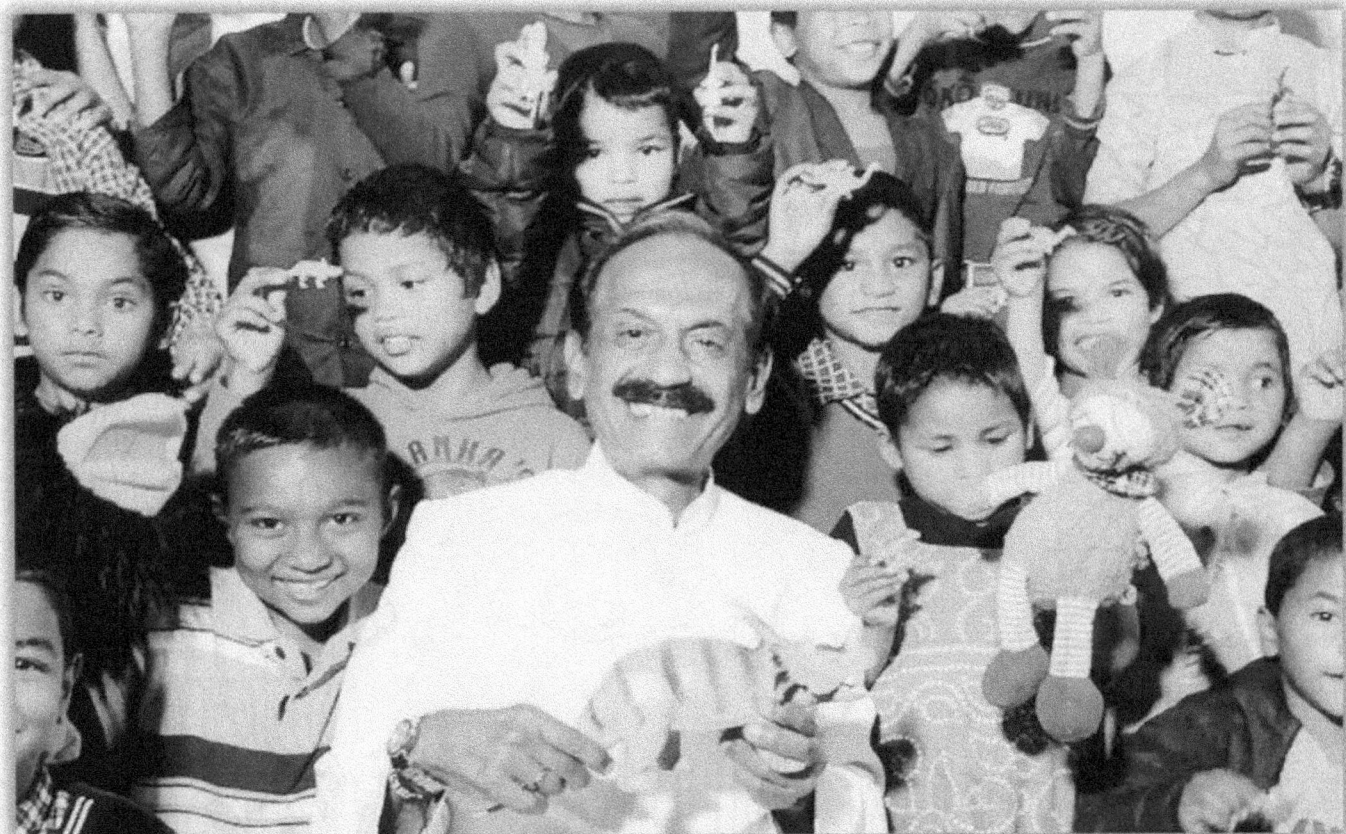

Dr. Naram und einige der Waisenkinder mit den Dinosauriern, die von Jonathan & George Simon gespendet wurden. Die Ancient Secrets Foundation (eine Stiftung) hilft Waisenkindern wie diesen überall auf der Welt.

Was willst du . . .
ein Meeresbiologe werden
und das Meer erforschen?

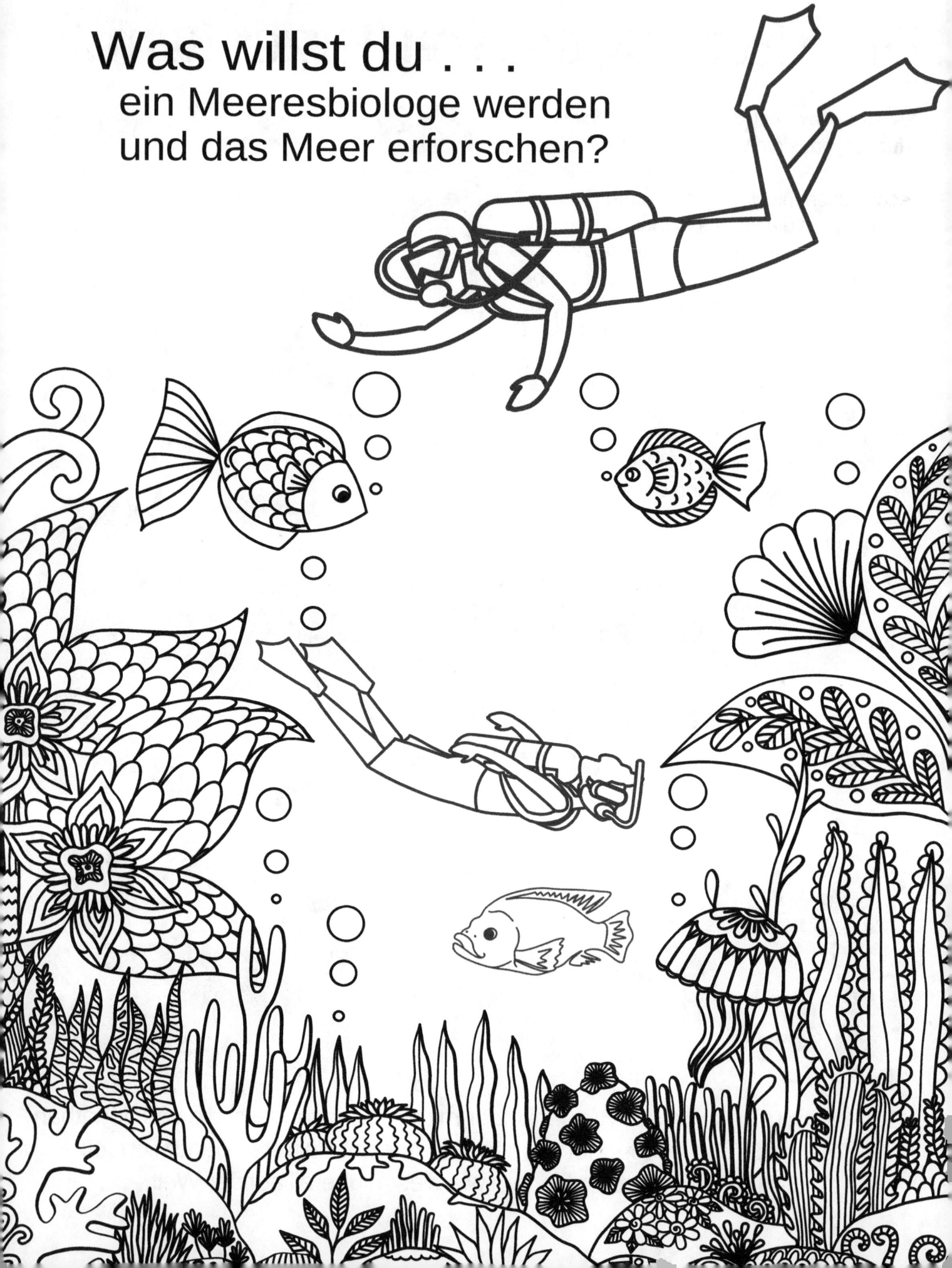

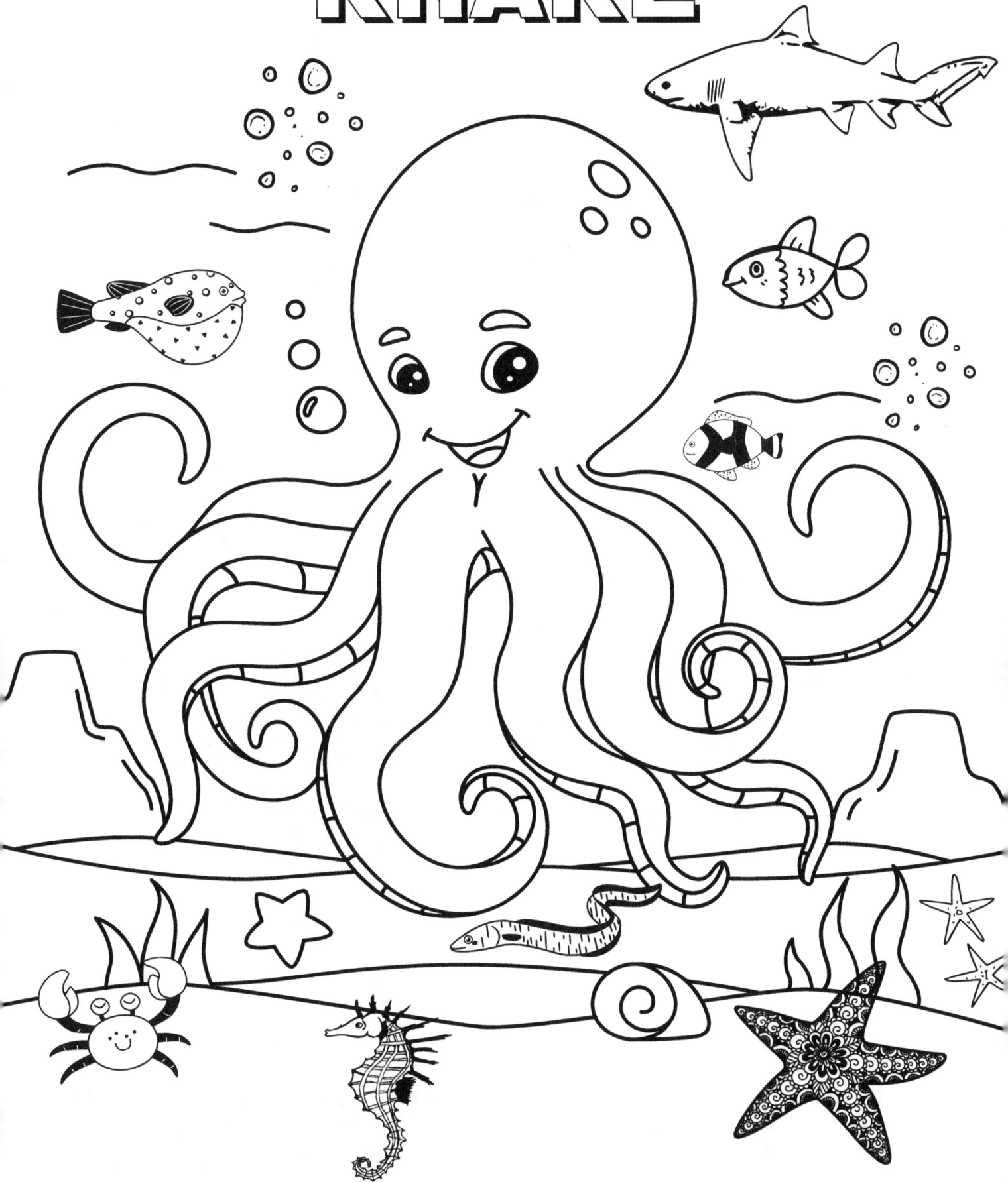

KRAKE

MEERESSCHILDKRÖTE

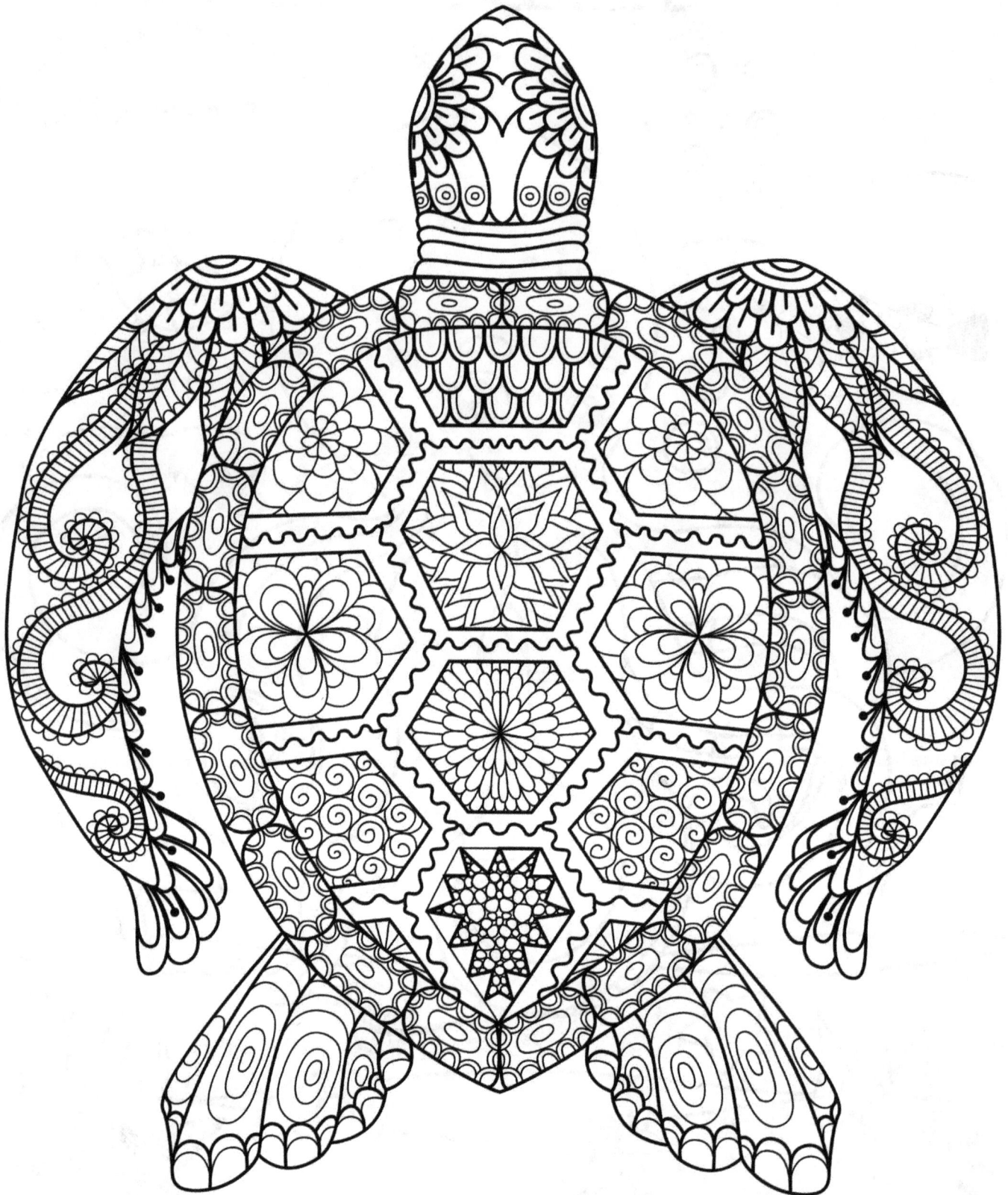

Das älteste bekannte Fossil einer Meeresschildkröte ist mindestens 120 Millionen Jahre alt. Das heißt, sie teilten sich den Planeten mit den Dinosauriern, die vor etwa 65 Millionen Jahren ausgestorben sind.

Was willst du . . .
ein Astronaut werden und das Universum erforschen?

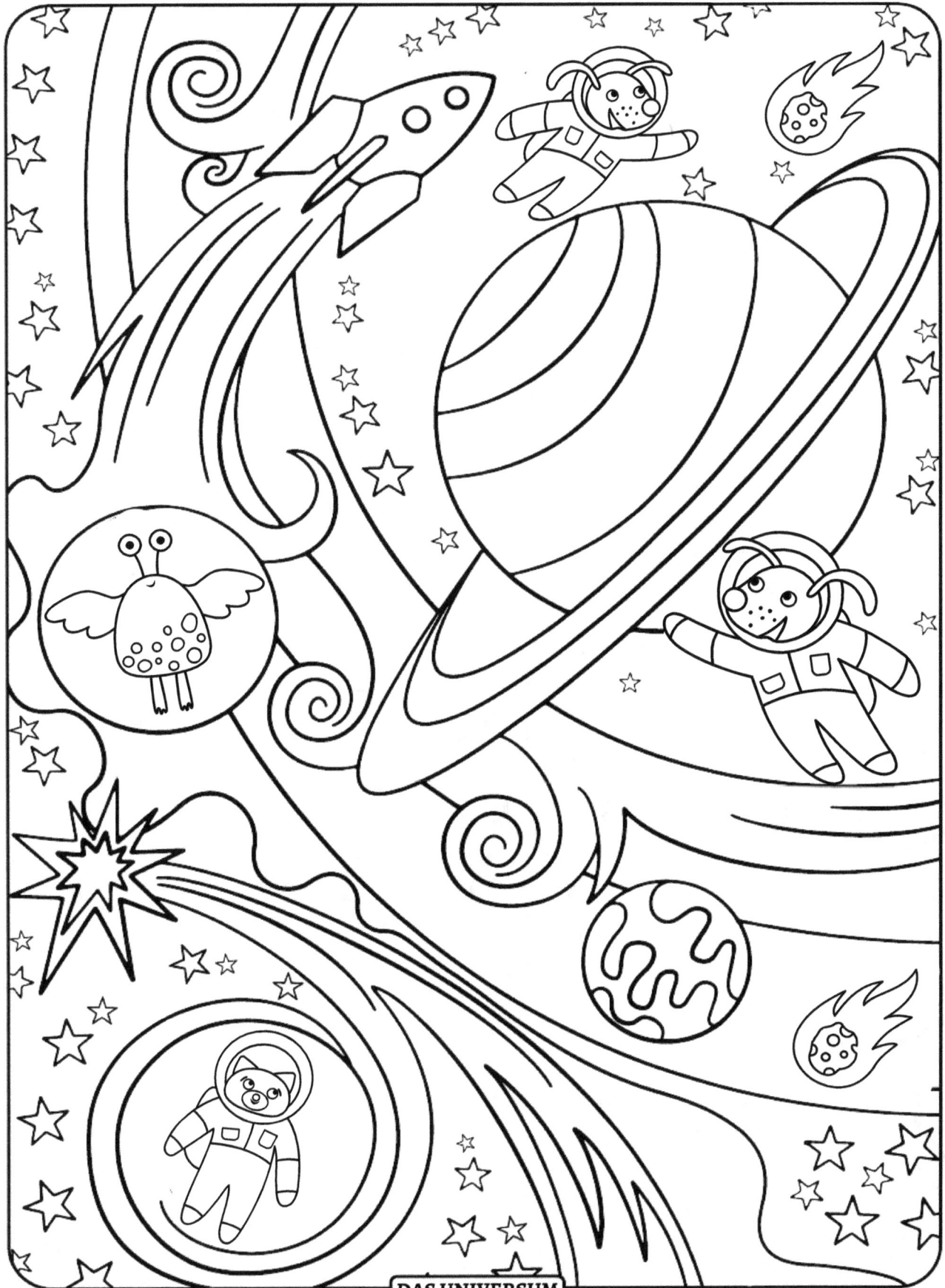

DAS UNIVERSUM

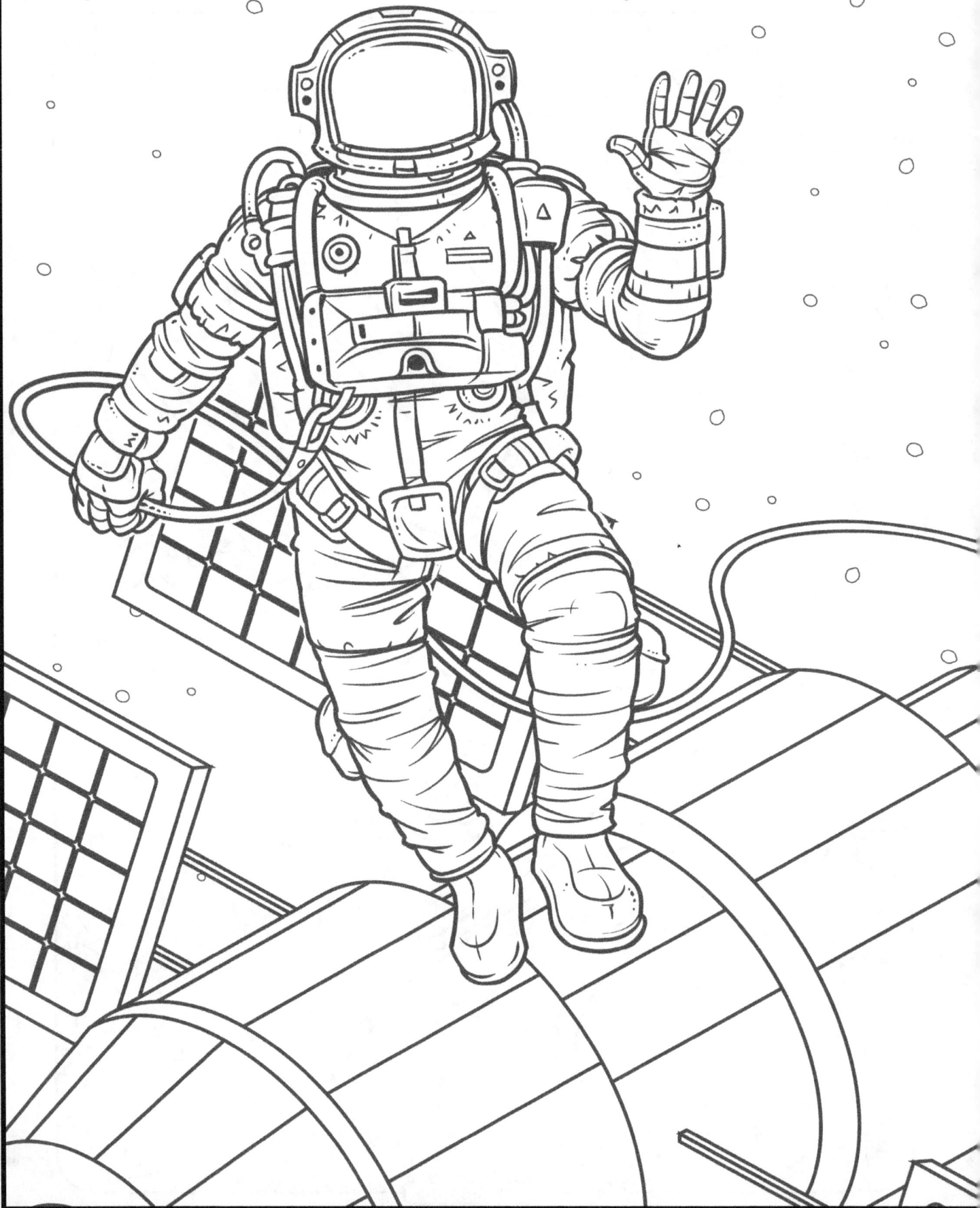

ASTRONAUT

Was willst du . . .
Sänger oder Musiker werden?

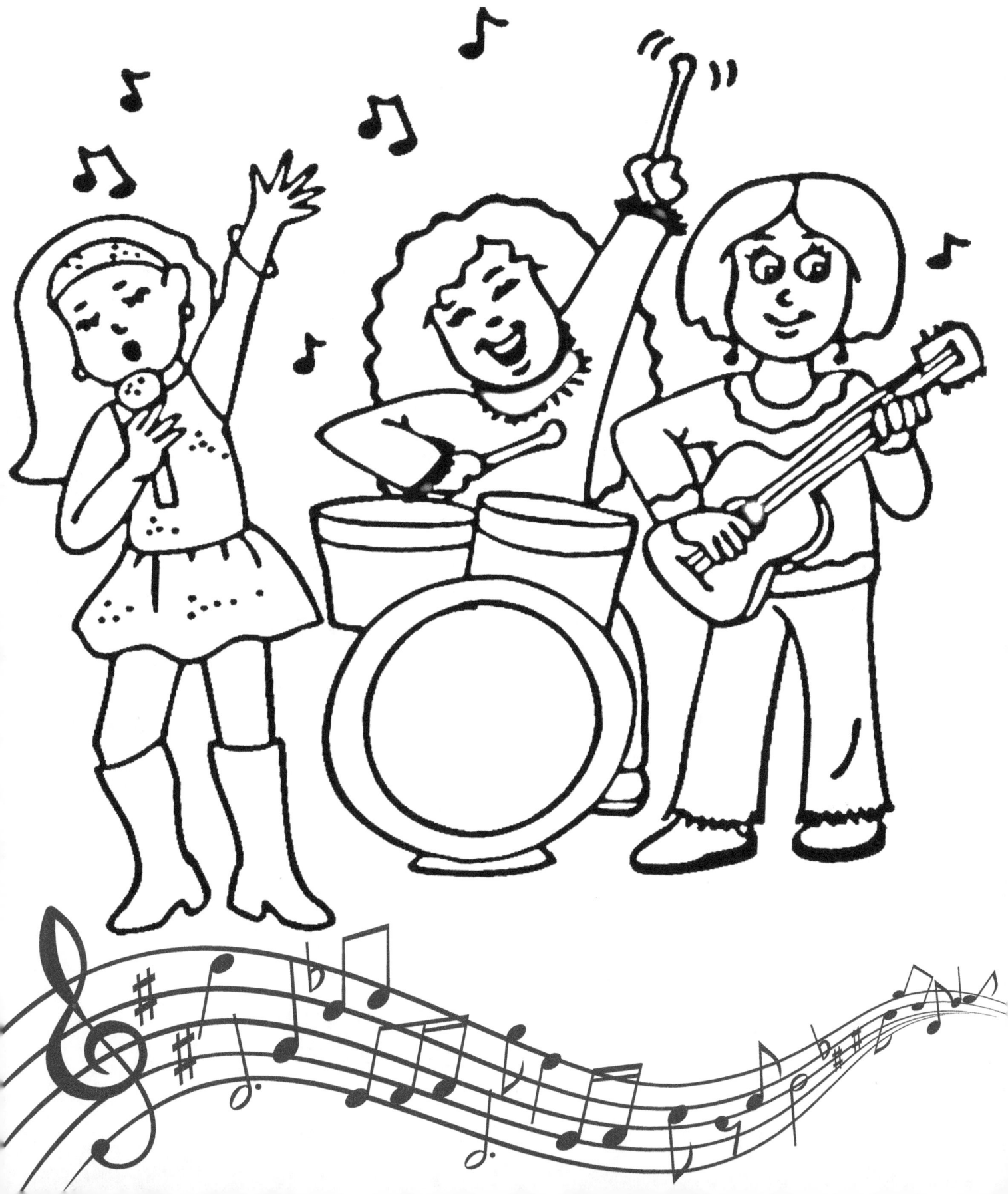

MUSIK

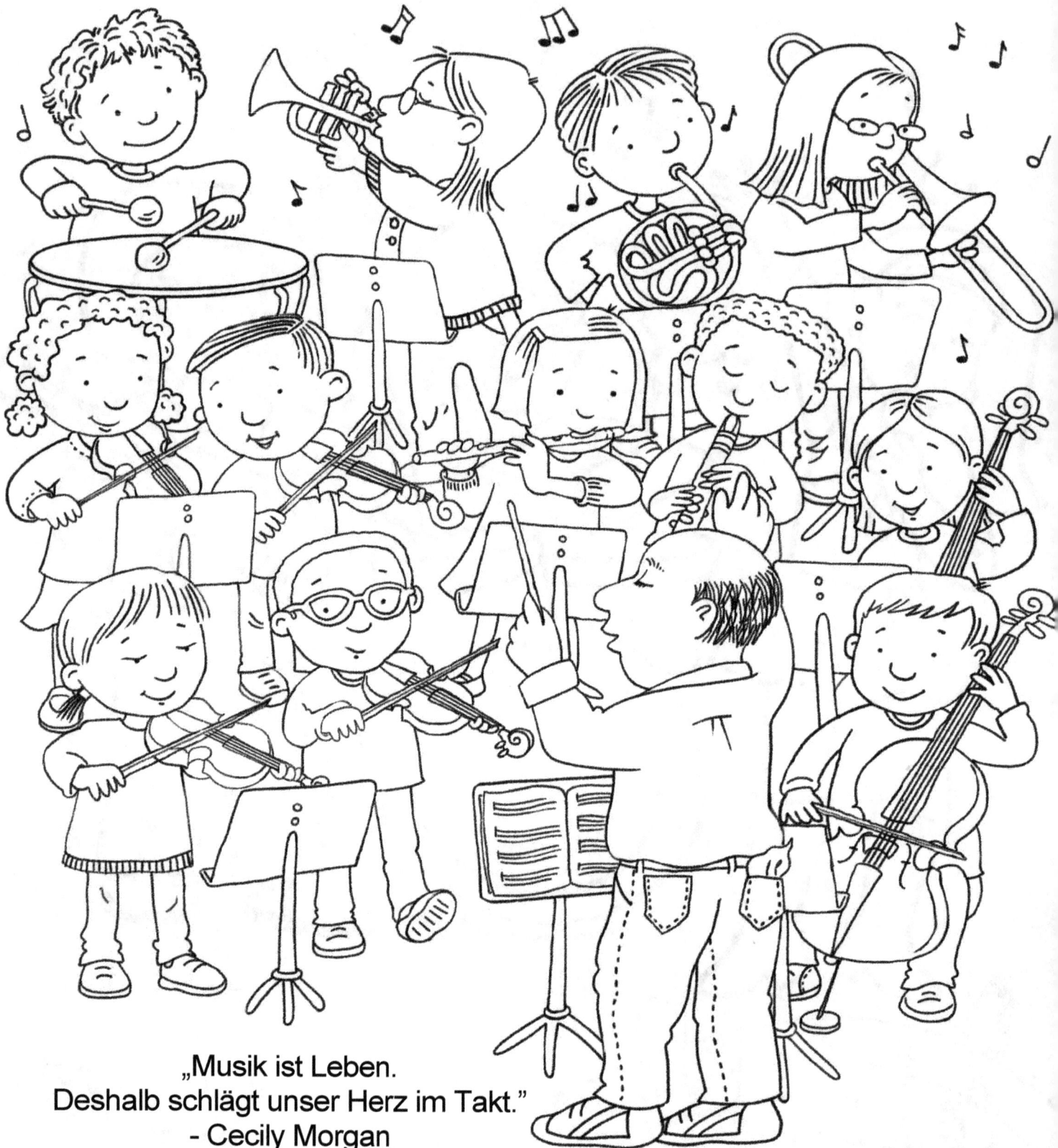

„Musik ist Leben.
Deshalb schlägt unser Herz im Takt."
- Cecily Morgan

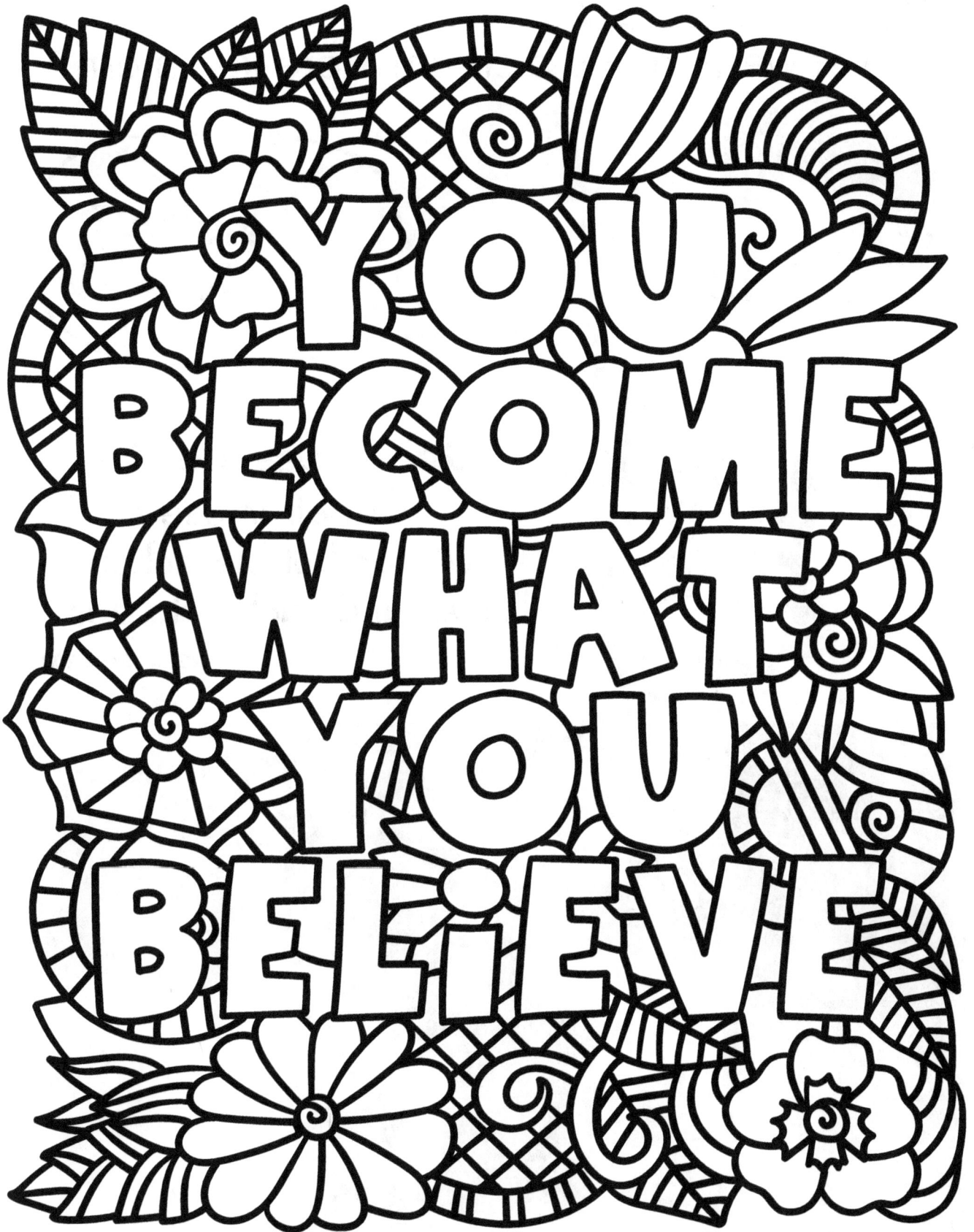

YOU BECOME WHAT YOU BELiEVE

DU WIRST WAS DU GLAUBST

Was willst du . . .
Tierarzt werden und dich um Tiere kümmern?

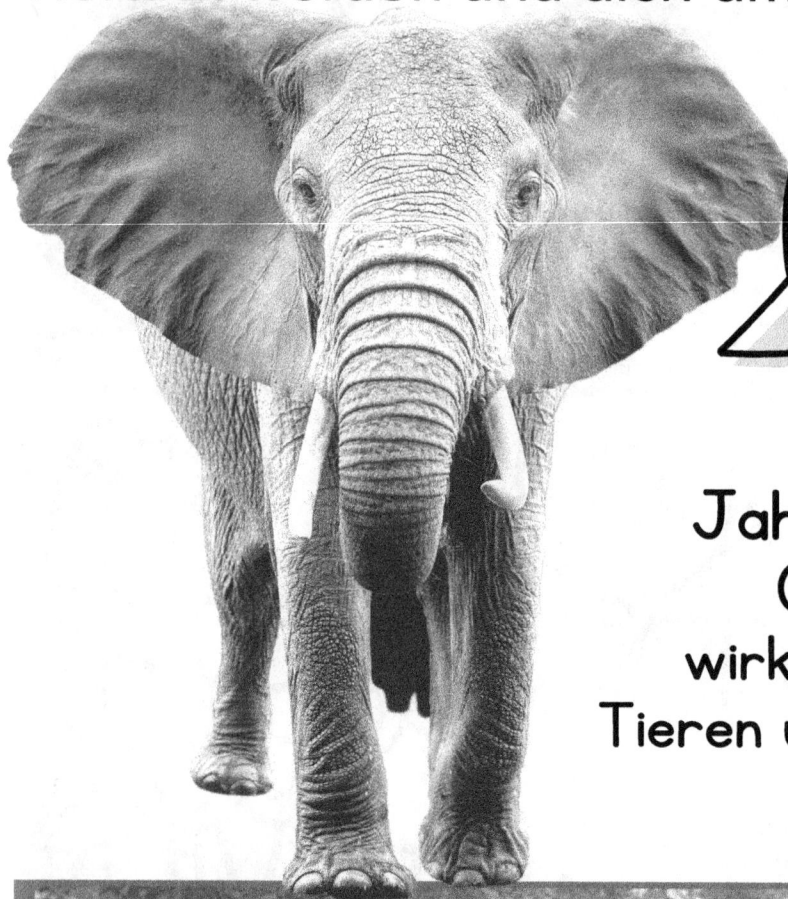

Wusstest Du...

Jahrtausendealte
Geheimnisse
wirken bei Menschen,
Tieren und auch Pflanzen.

JGEM, Seite 208

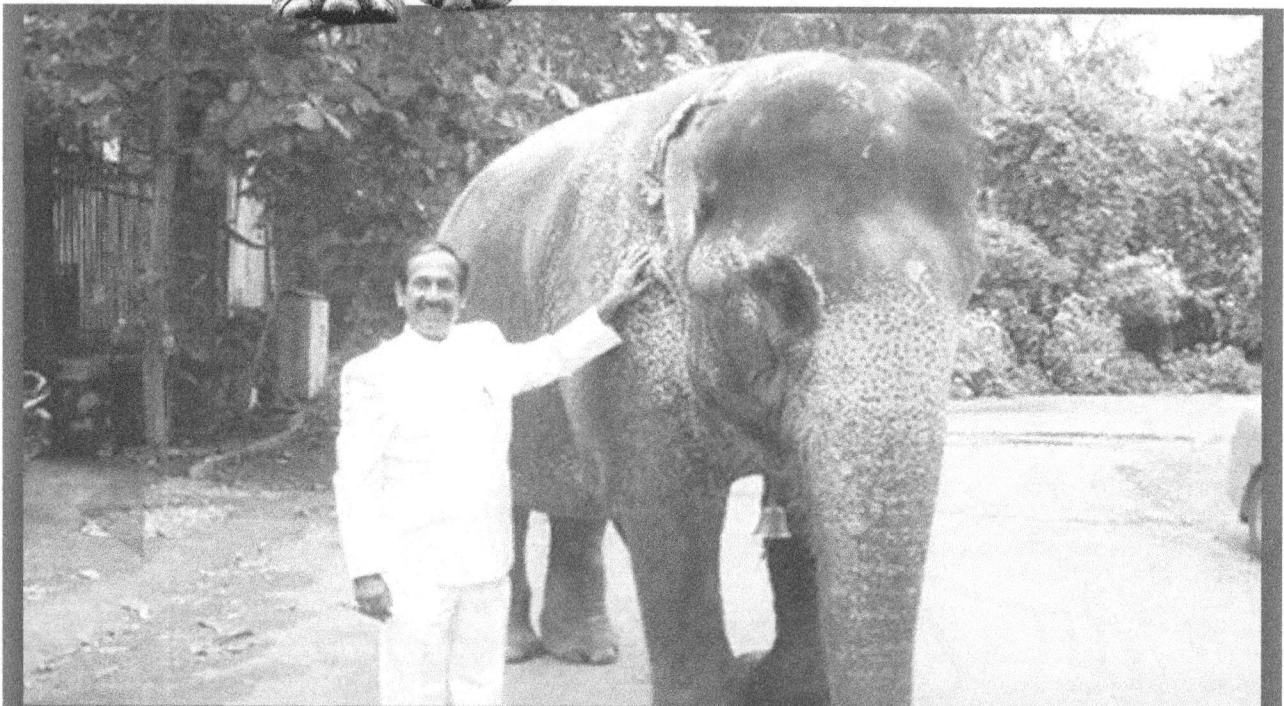

Meisterheiler Dr. Pankaj Naram: Pulsdiagnose
beim Elefanten Laxmi, dem sanften Riesen.

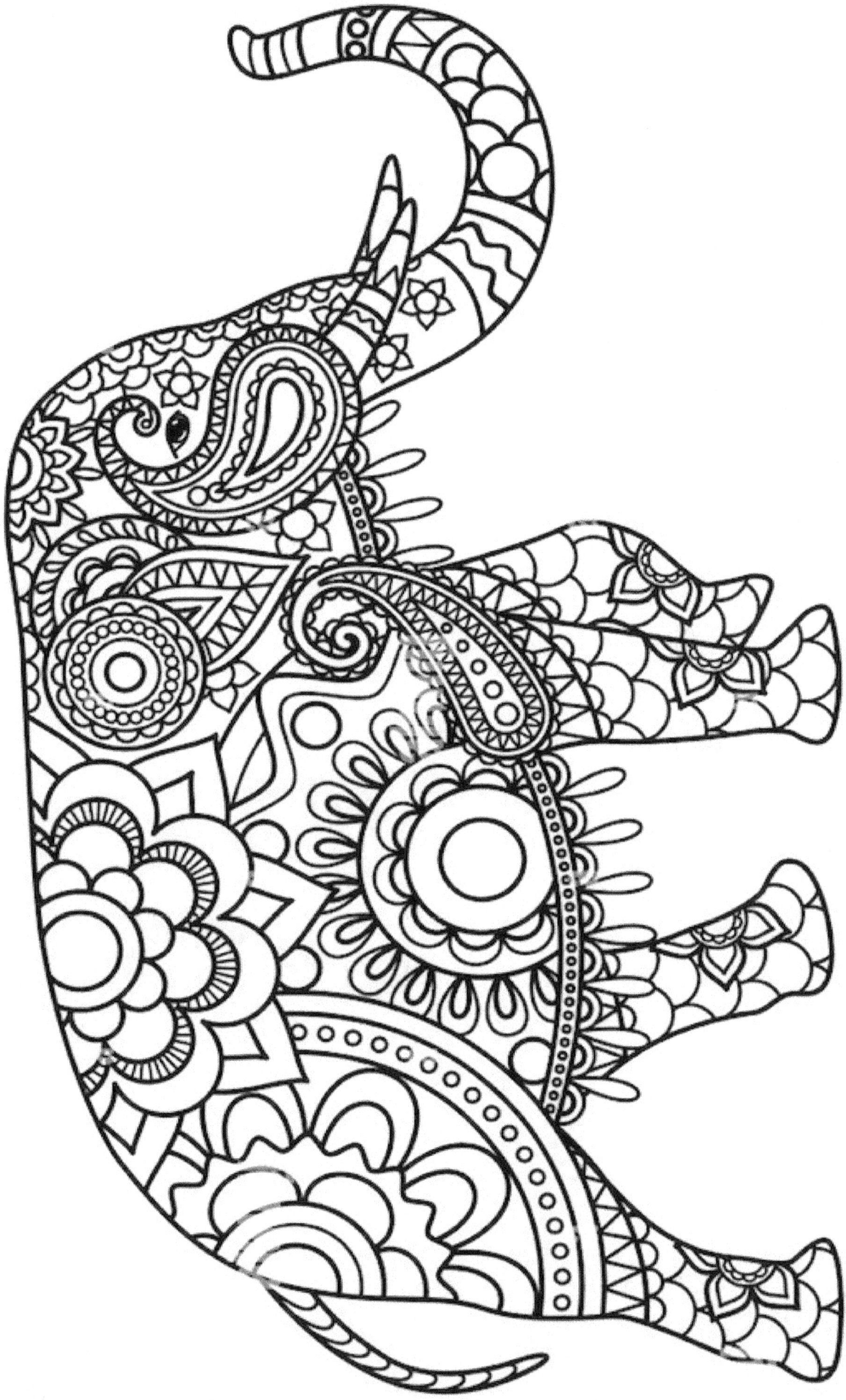

Hast du das gewusst?

Elefanten sind sehr gute Schwimmer und hören durch ihre Füße.

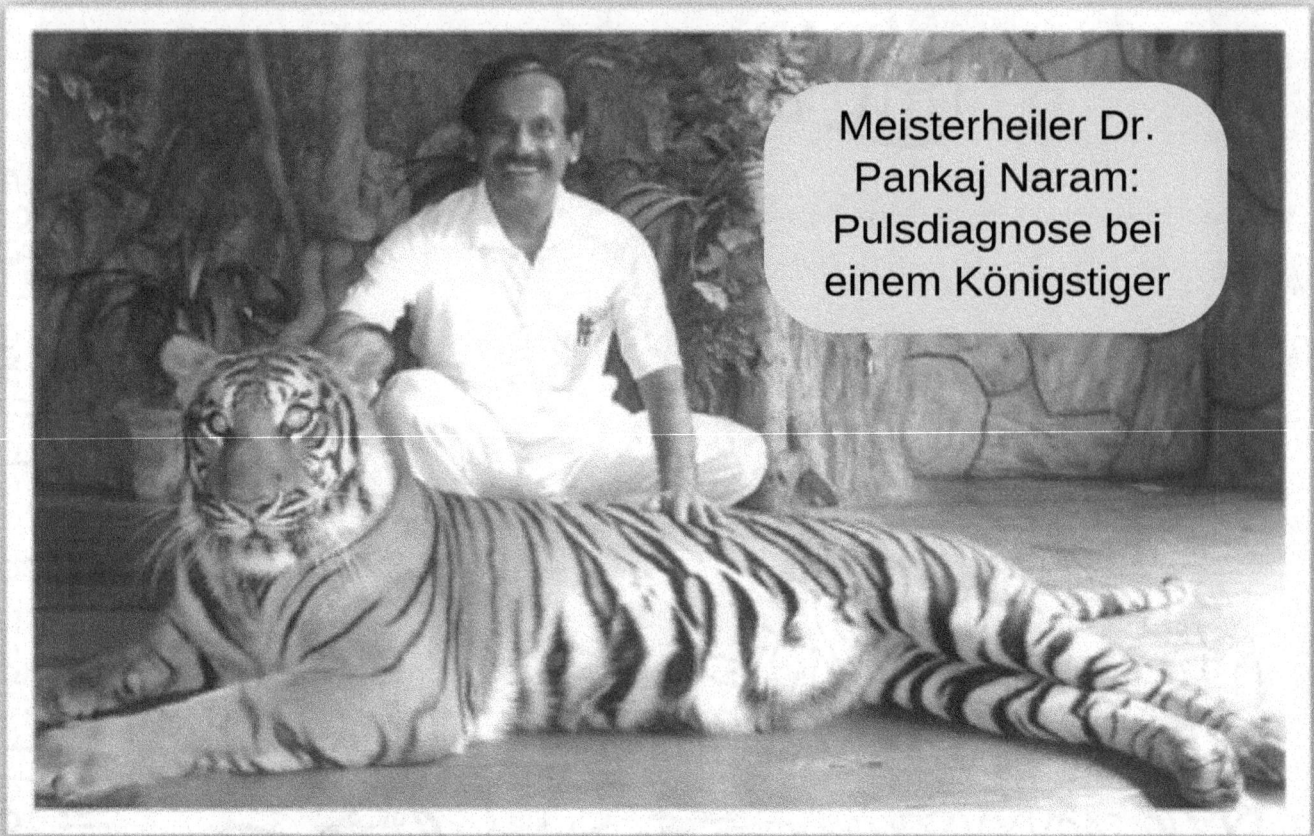

Meisterheiler Dr. Pankaj Naram: Pulsdiagnose bei einem Königstiger

Hast du das gewusst?

Tiger sind sehr anpassungsfähig und intelligent. Sie haben eines der längsten Kurzzeitgedächtnisse in der gesamten Tierwelt, und übertreffen diesbezüglich sogar die Menschen.

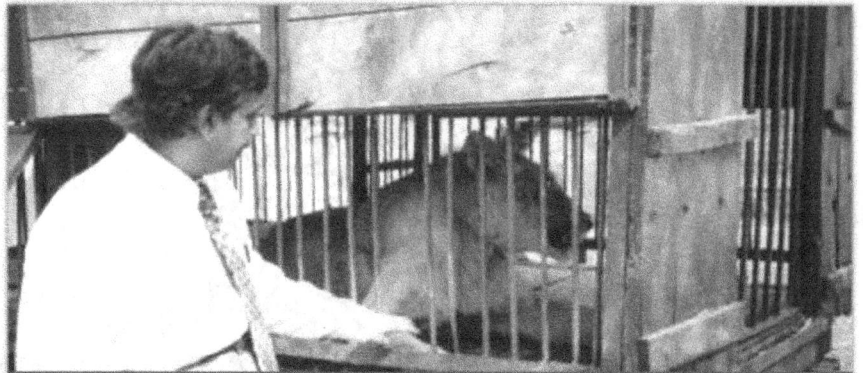

Meisterheiler Dr. Pankaj Naram: Pulsdiagnose bei einem Löwen, dem König des Dschungels.

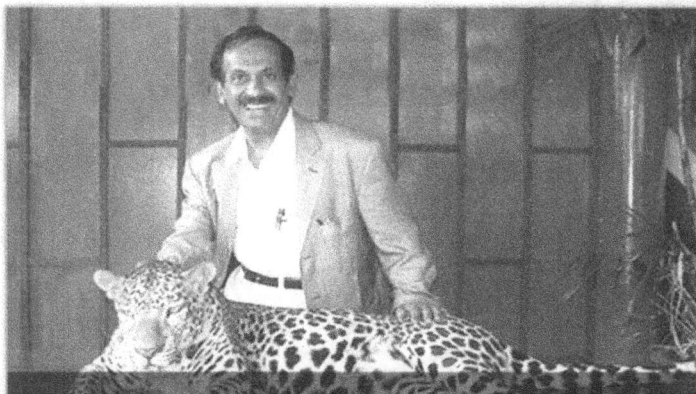

Meisterheiler Dr. Pankaj Naram während einer Pulsdiagnose bei einem Leoparden

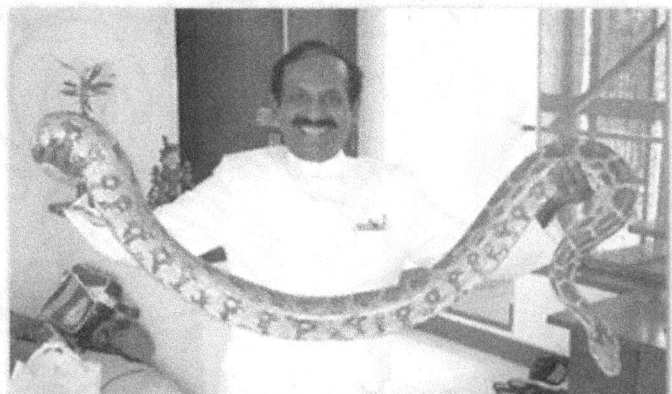

Dr Naram: Pulsdiagnose und Hausmittel für die Wundversorgung einer Riesenpython

TIGER

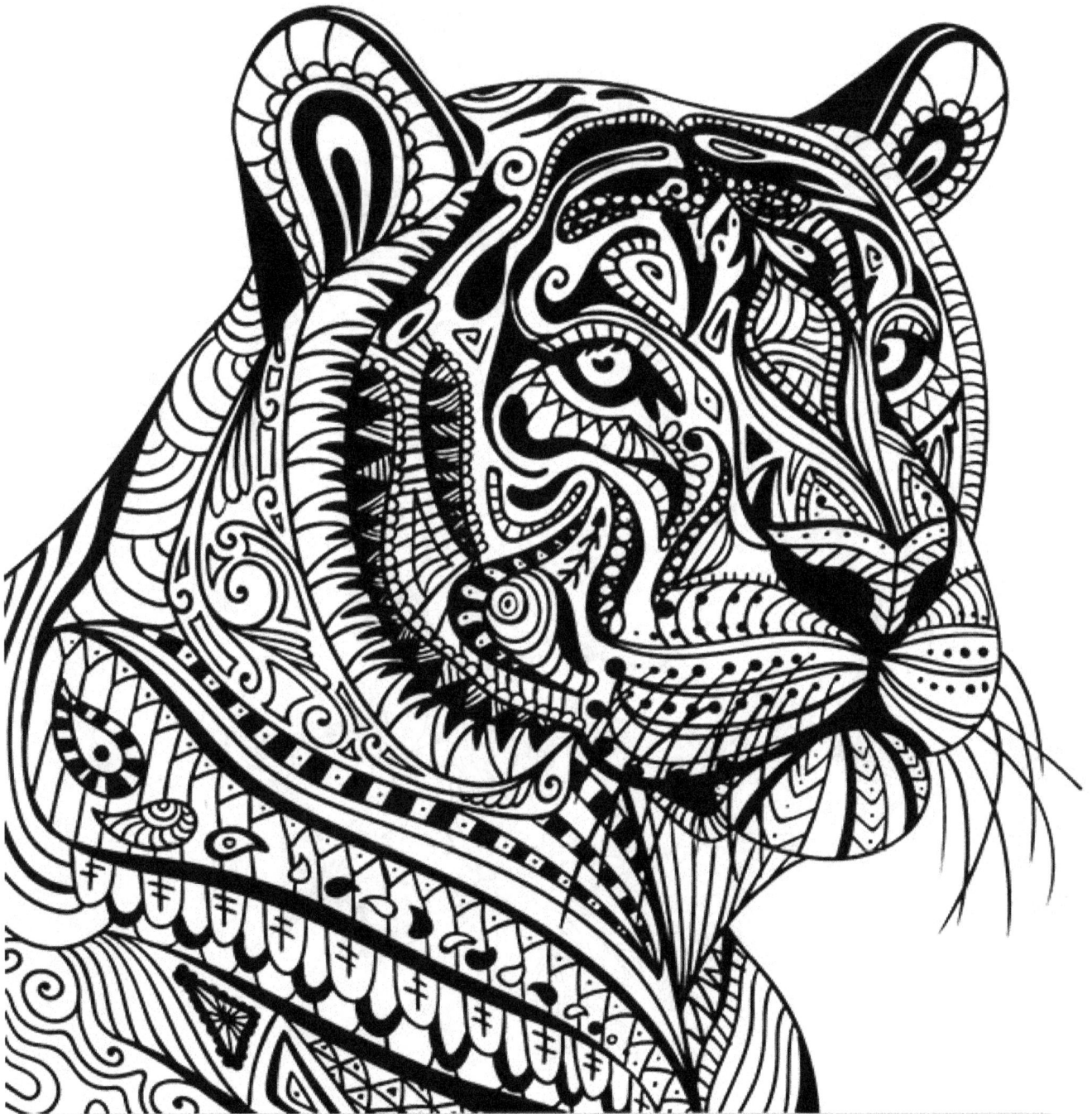

Tiger sind die größte Katzenart der Welt. Sie werden bis zu 3,3 Meter lang und wiegen bis zu 300 Kilogramm!

LION

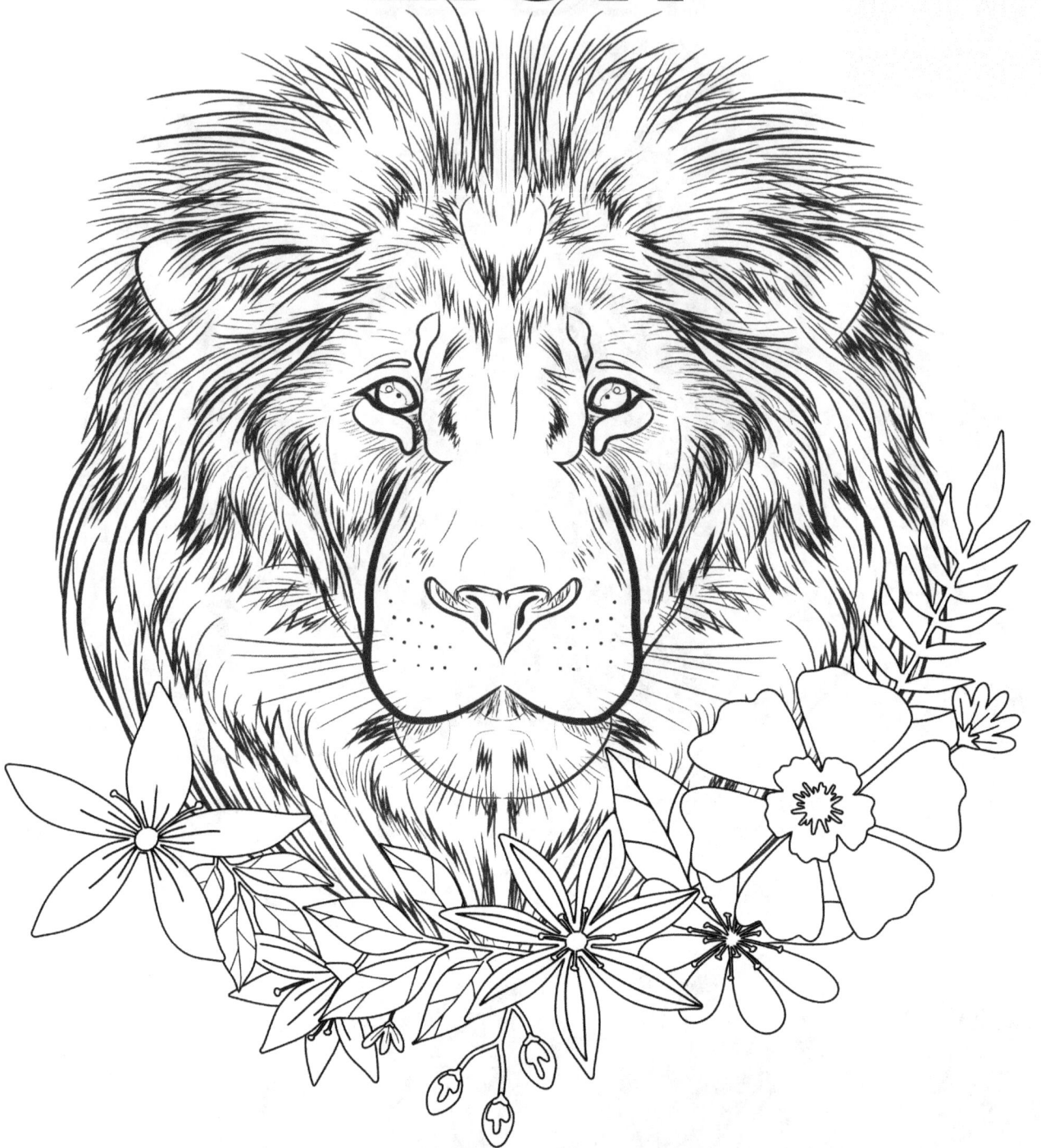

Afrikanische Löwen wurden im Laufe der Geschichte zum Symbol für Mut und Stärke

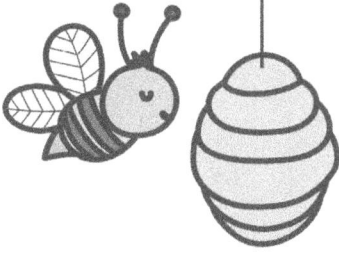

Dr. Giovanni Brincivalli
kommt zur Rettung!

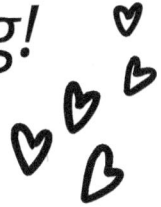

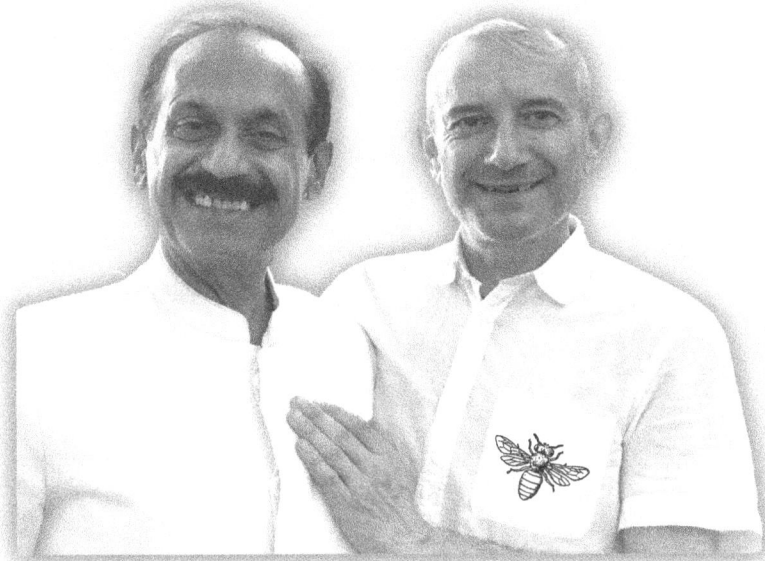

Dr. Giovanni war ein lebenslanger Freund und Kollege von Dr. Naram. Eines Tages wurde Dr. Giovanni von einem Imker angerufen, dessen Bienen krank waren. Ein zerstörerischer Parasit hatte die Bienen mit einem Virus infiziert. Die Bienen produzierten keinen Honig mehr und begannen zu sterben.

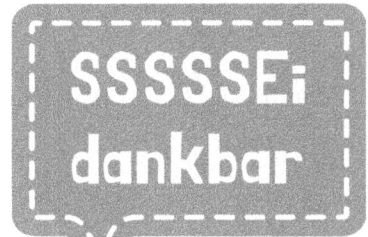

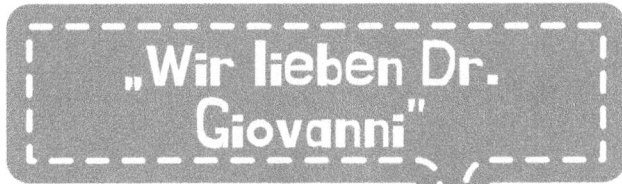

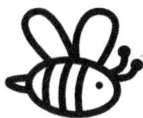

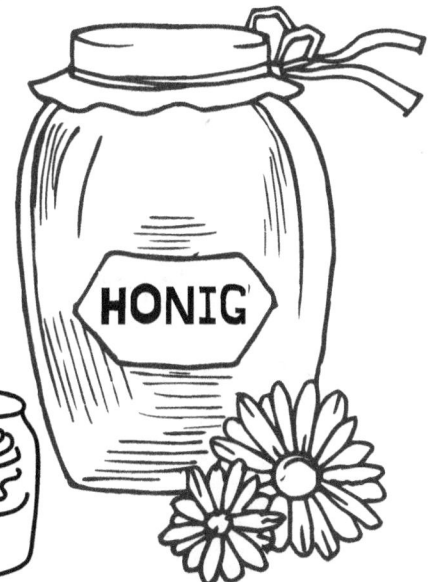

Dr. Naram & Dr. Giovanni

SSSSSEi dankbar

Dr. Giovanni stellte einige Nachforschungen an und fand heraus, dass diese Art von Virusinfektion die Bienen schwächt. Sie können nicht mehr fliegen und einige verlieren ihre gesamte Körperbehaarung. Dr. Giovanni erinnerte sich daran, dass Dr. Naram Patienten mit jahrtausendealten Heilmitteln behandelte, welche die Immunität stärkten und bei Haarausfall hilft. Zusammen mit dem Imker zerkleinerte er einige von Dr. Narams empfohlenen Kräutern, mischte sie mit Honig und verfütterte sie an die Bienen. Kurze Zeit später rief der Imker Dr. Giovanni an und berichtete, dass die Haare bei den Bienen nachwuchsen und sie gesünder und stärker aussahen. *JGEM, Seite 206*

„Wir lieben Dr. Giovanni"

HONIG

BIENEN

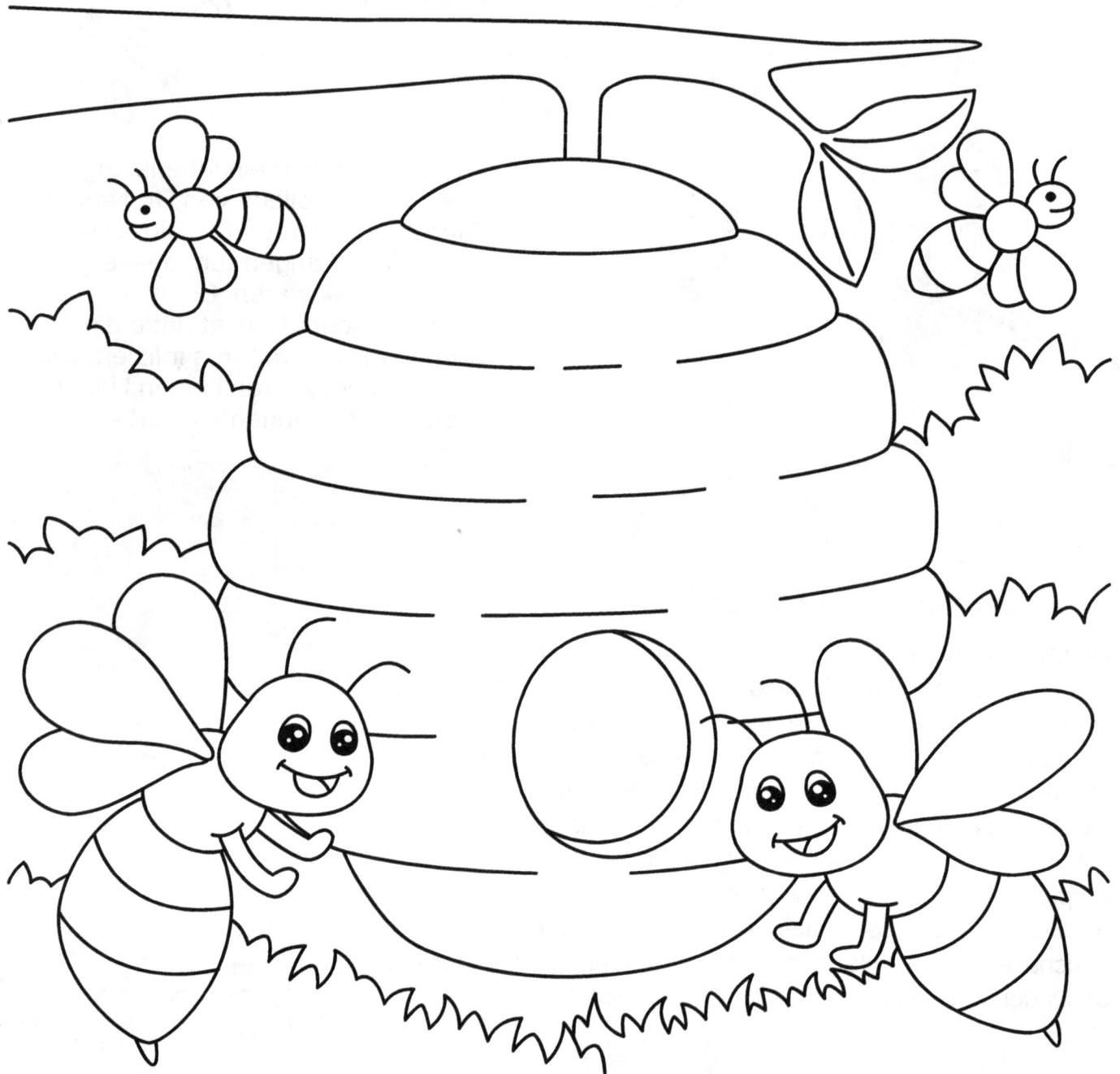

Bienen sind so laut, weil sie rund 200 mal in einer Sekunde mit den Flügeln schlagen.

Hilf dem Imker, zum Bienenstock zu gelangen.

Benutze deine Fantasie und male die Waben mit deinen Lieblingsfarben aus oder dekoriere sie mit deinen Lieblingsmustern.

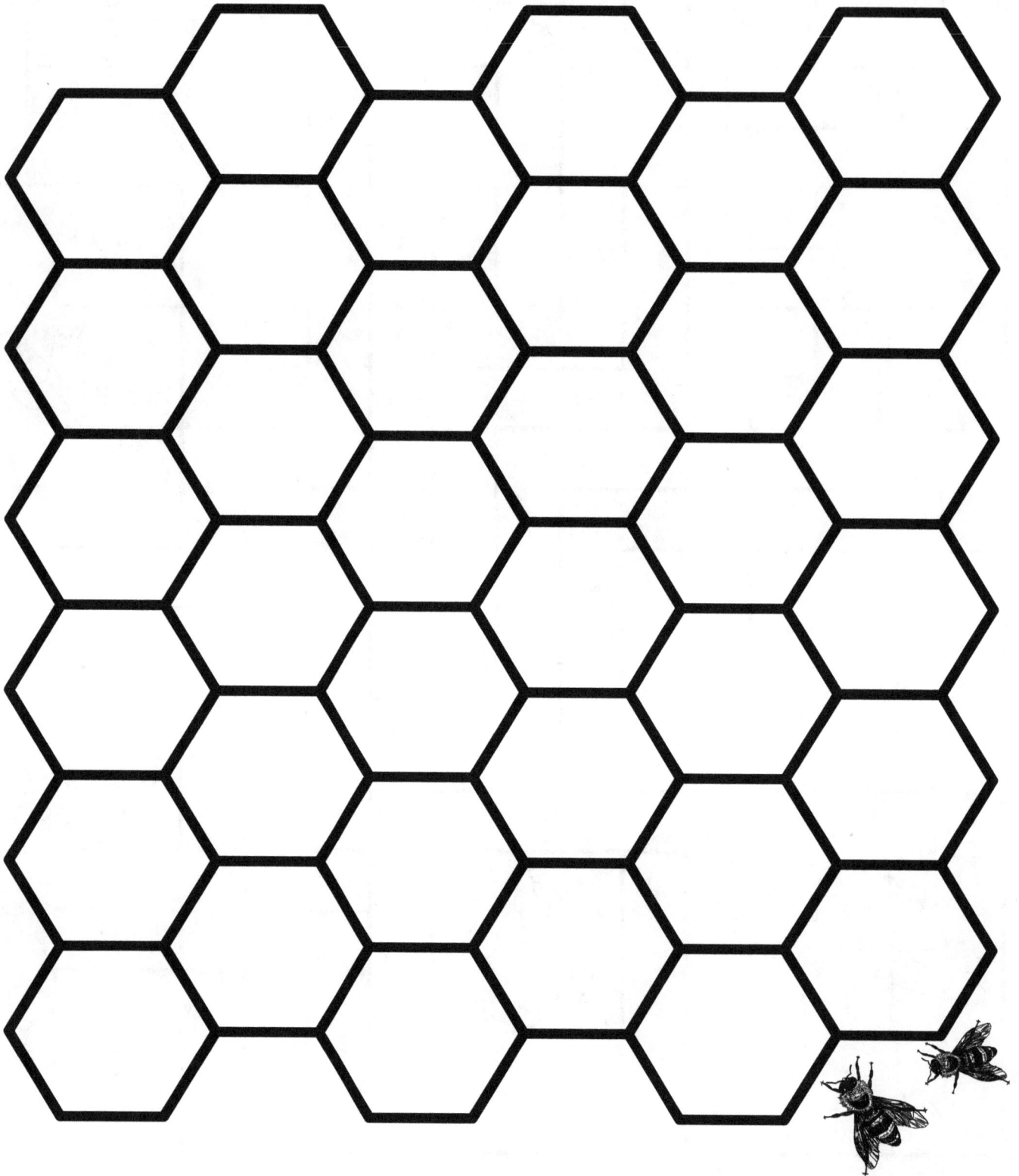

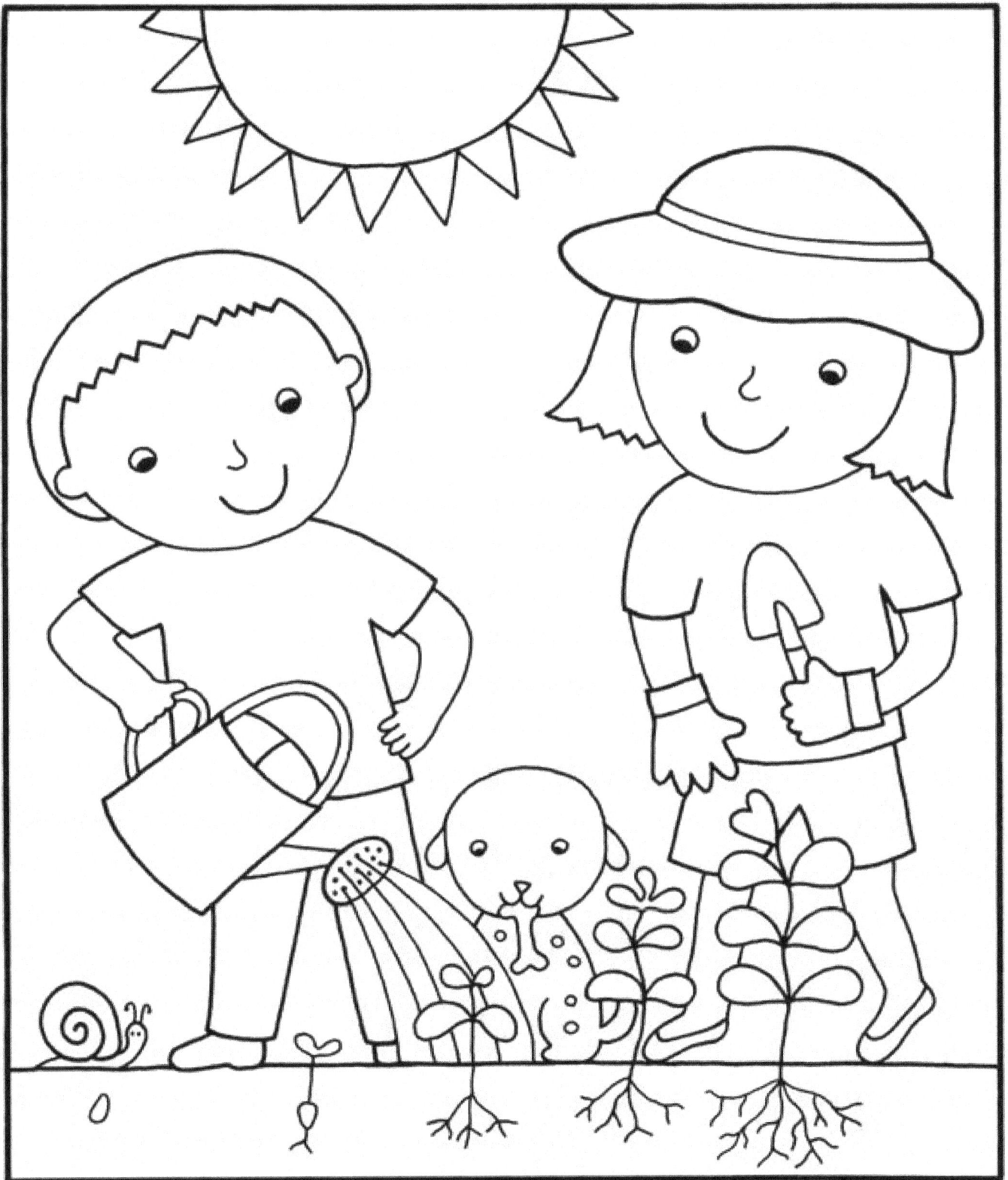

Jahrtausendealte Heilgeheimnisse wirken bei Menschen, Tieren und auch bei Pflanzen. Aber wie?

Dr. Naram sagte, es gibt

6

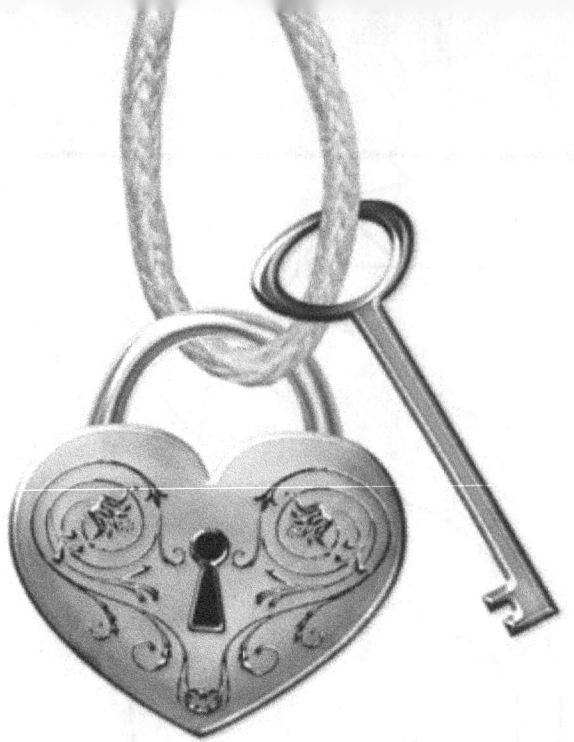

geheime Schlüssel des Siddha-Veda:

1) Ernährung

2) Pflanzliche Heilmittel

3) Hausmittel

4) Marmaa Shakti

5) Lebensstil

6) Panchkarma oder Ashtakarma

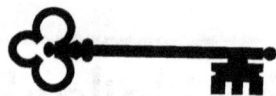

„Siddha-Veda hat sechs geheime Schlüssel für eine tiefgreifende Heilung, die Körper, Geist und Emotionen verändern können." - Dr. Naram

JGEM, Seite 91

1. Schlüssel der Jahrtausendealten Geheimnisse: Ernährung

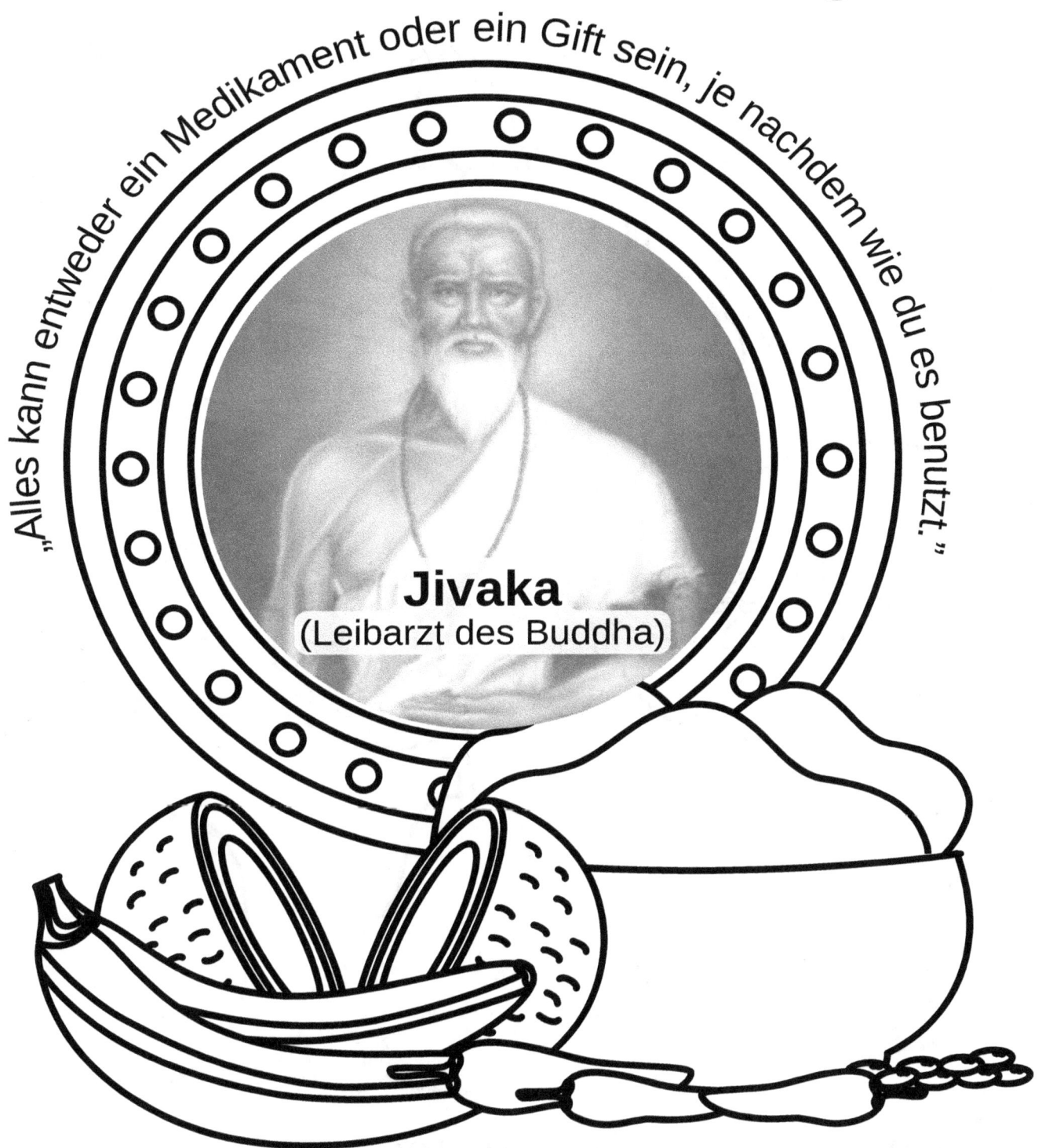

„Alles kann entweder ein Medikament oder ein Gift sein, je nachdem wie du es benutzt."

Jivaka
(Leibarzt des Buddha)

Ernährung - zu wissen, was du essen kannst und was du besser nicht isst, kann dir dabei helfen, gesund und glücklich zu bleiben.

Was ist deine Lieblingsfrucht?

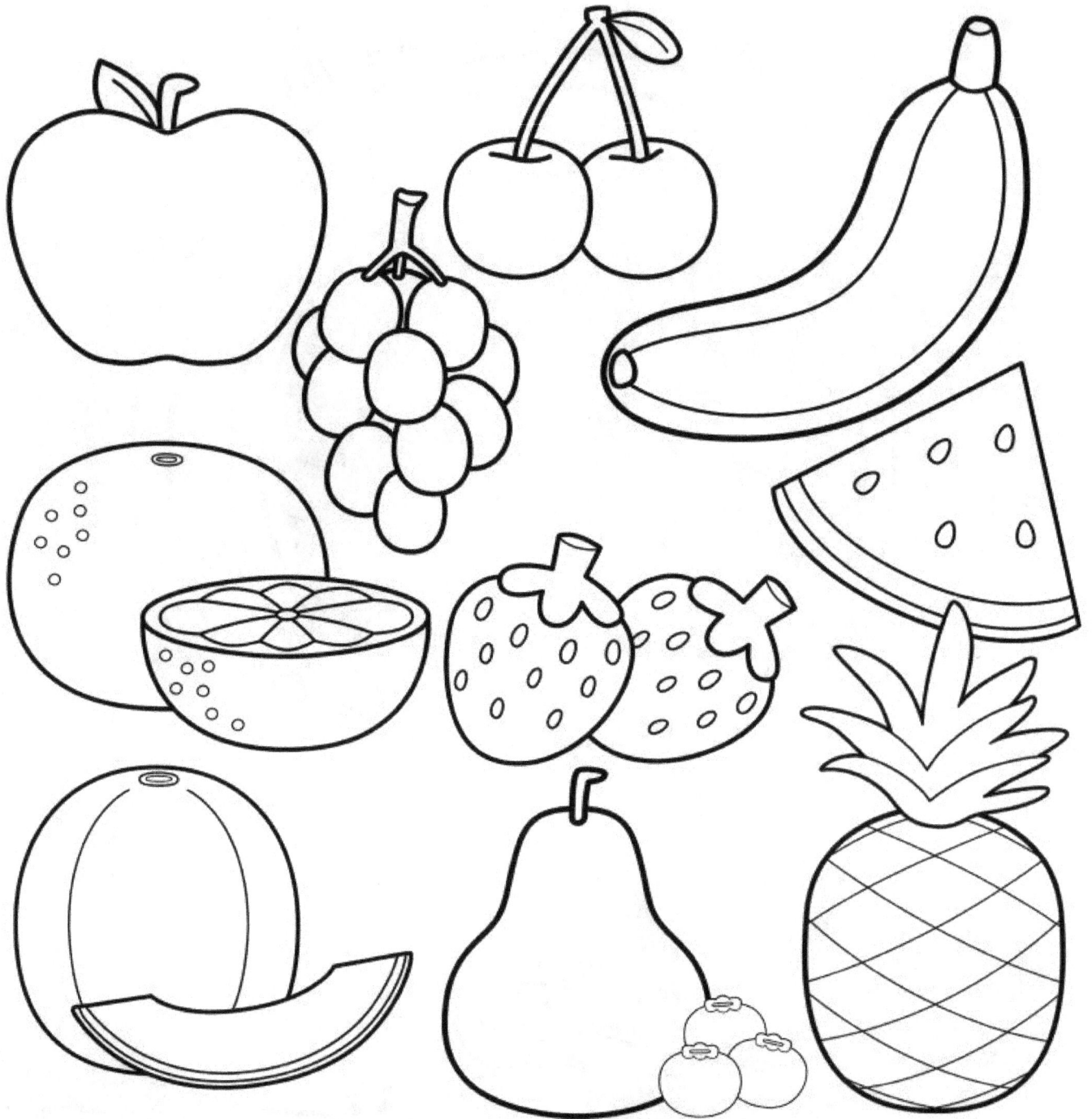

„Wenn du deine Ernährung änderst, kannst du deine Zukunft ändern." - Dr. Naram

JGEM, Seite 190

Wunderbare Mungbohnensuppe

Mungbohnensuppe ist eines von vielen wertvollen Hilfsmitteln, die Dr. Naram in dem Buch „Jahrtausendealte Geheimnisse eines Meisterheilers" weitergibt.

Warum du Mungbohnensuppe essen solltest?

Mungbohnen sind ein tolles Nahrungsmittel! Dein Körper profitiert in vielerlei Hinsicht, wenn Du dieses Supernahrungsmittel isst:

- Hilft, alle Körpertypen auszugleichen (alle 3 Doshas: Vata, Pitta & Kapha)
- Hilft, die Dinge zu beseitigen, die sich im Inneren unseres Körpers ansammeln und ihn verstopfen (Giftstoffe, auch „Aam" genannt).
- Hilft deinem Körper, super-schnell gesund zu werden! (Besonders, wenn du gekochtes, grünes Gemüse hinzufügst.)
- Besitzt wertvolle Vitamine, Mineralstoffe und Proteine (eine der besten pflanzlichen Quellen!)
- Und viele andere wunderbare Vorteile - dein Körper wird dich dafür lieben!

Dr. Narams Rezept für die Mungbohnensuppe ist am Ende dieses Buches abgedruckt!

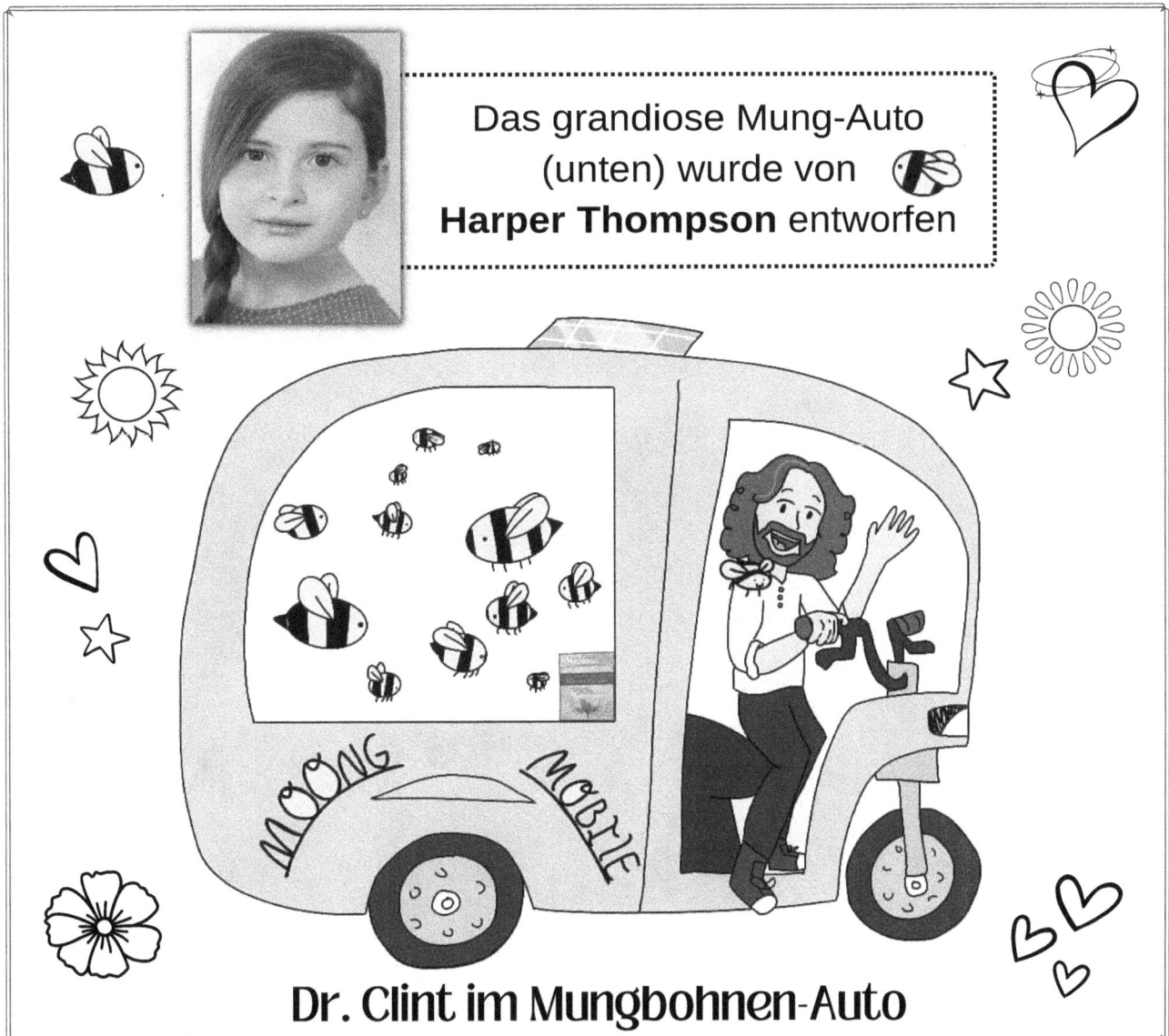

Das grandiose Mung-Auto (unten) wurde von **Harper Thompson** entworfen

Dr. Clint im Mungbohnen-Auto

Nährwertinformation für Mungbohnen

Eine Tasse (oder 200 Gramm) gekochte Mungbohnen enthält (Referenz):

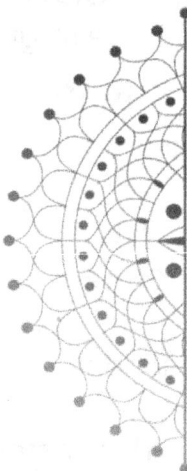

Kalorien: 212
Fett: 0,8 Gramm
Protein: 14,2 Gramm
Kohlenhydrate: 38,4 Gramm
Ballaststoffe: 15,4 Gramm
Folsäure (B9): 80 % der Referenz-Tagesdosis (RDA)
Mangan: 30 % des RDA
Magnesium: 24 % des RDA
Vitamin B1: 22 % des RDA
Phosphor: 20 % des RDA
Eisen: 16 % des RDA
Kupfer: 16 % des RDA
Kalium: 15 % des RDA
Zink: 11 % des RDA
Vitamine B2, B3, B5, B6 und Selen

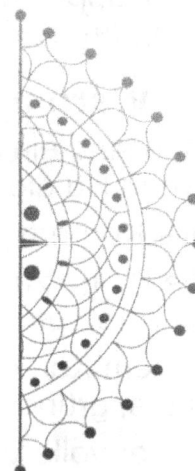

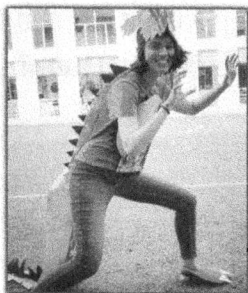

Zeichnung: **Maryam Khalifah**

• ★ •

MaryamArtIllustration.com

Mmmh, lecker…
Mungbohnensuppe

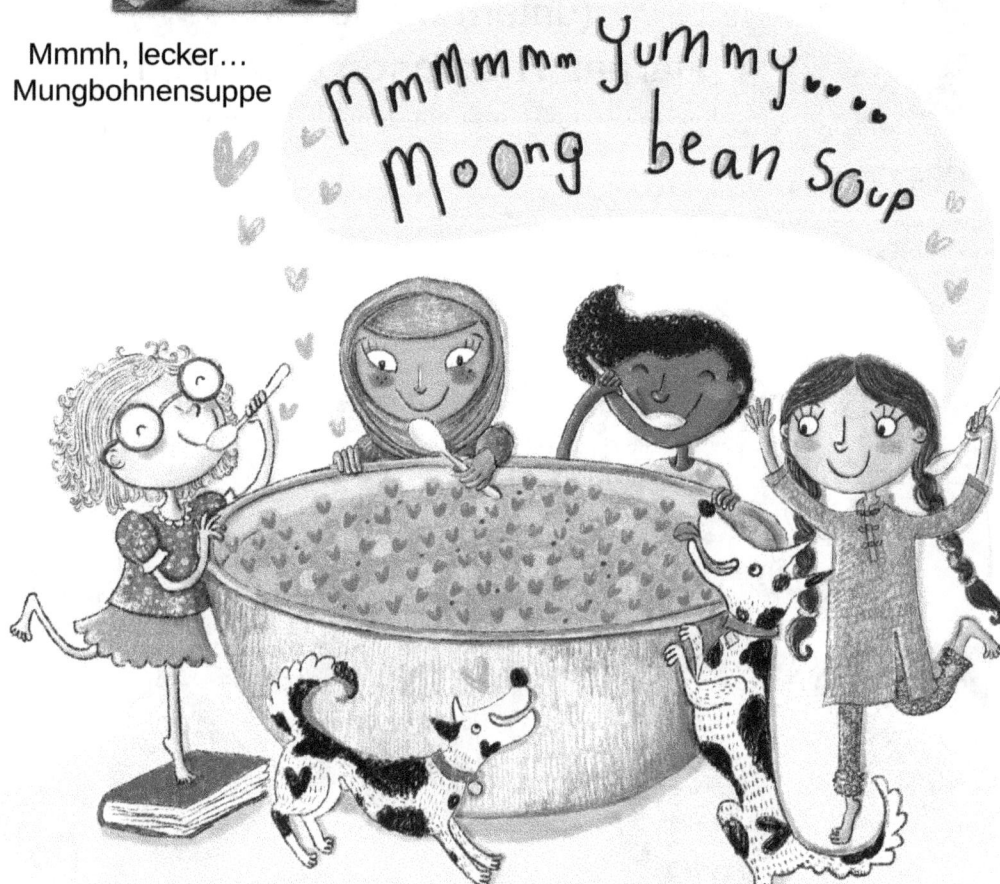

„Ich bin nicht gekommen, um dich zu unterrichten. Ich bin gekommen, dich zu lieben. Die Liebe wird dich lehren."

2. Schlüssel der Jahrtausendealten Geheimnisse: Pflanzliche Heilmittel

Pflanzliche Heilmittel - diese Heilmittel werden aus Pflanzen und Gewürzen hergestellt, von denen die alten Meister wussten, wie man sie mischt und verwendet, um Menschen zu helfen. Diese Kräuterheilmittel wirken noch heute und helfen uns, gesund zu bleiben. Sie unterstützen die Heilung und lindern unsere Beschwerden, wenn wir krank sind.

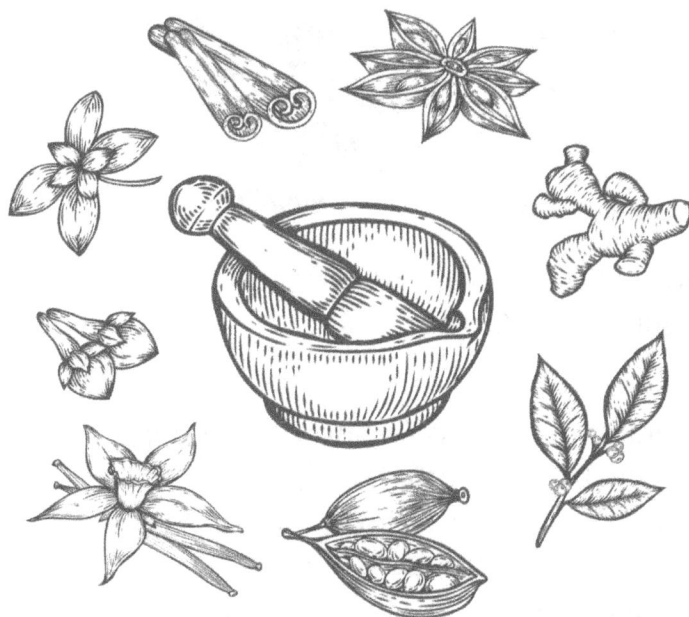

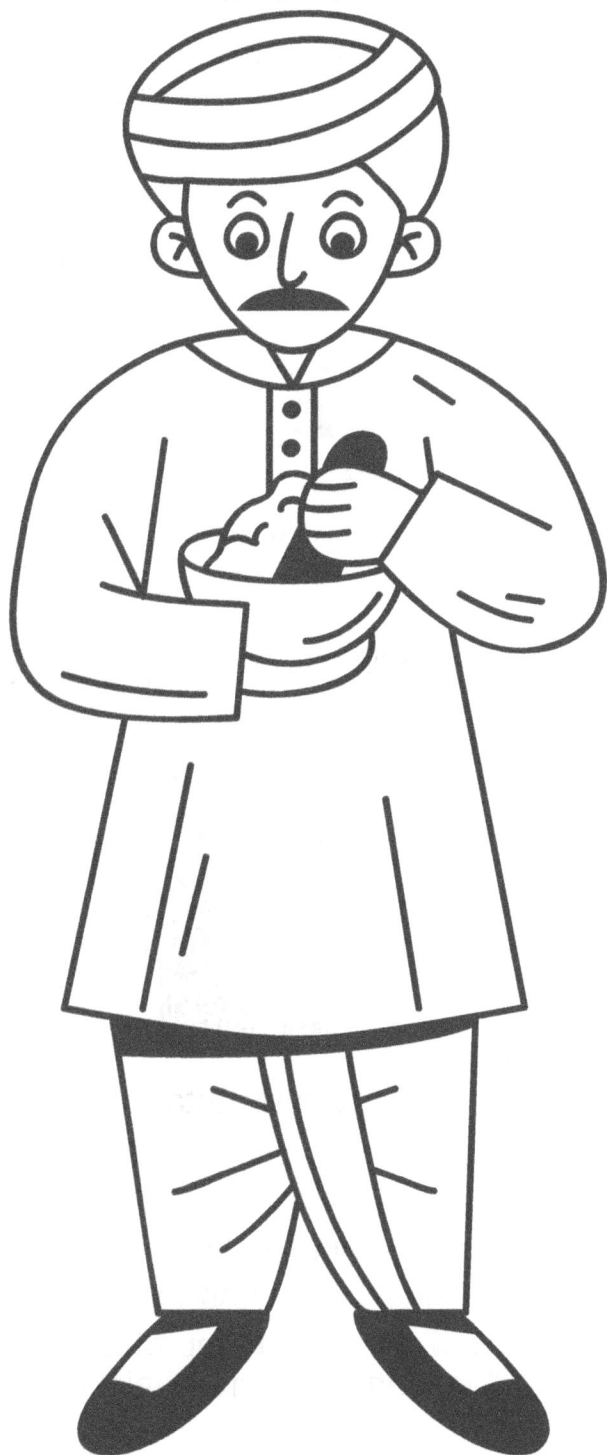

3. Schlüssel der Jahrtausendealten Geheimnisse: Hausmittel

Können die jahrtausendealten Geheimnisse, die den Bienen geholfen haben, auch dir helfen?

Einige der besten Heilmittel können in deiner eigenen Küche gemischt werden. Hier ist das jahrtausendealte Hausmittel, dass dir helfen kann, deine Abwehrkräfte zu stärken, so dass du weniger krank wirst und dich schneller erholst.

Hausmittel für Immunität*

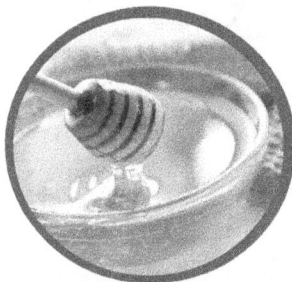

1 TEEL HONIG

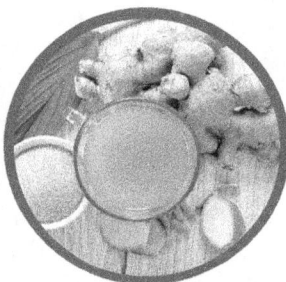

½ TEEL INGWER SAFT ODER PULVER

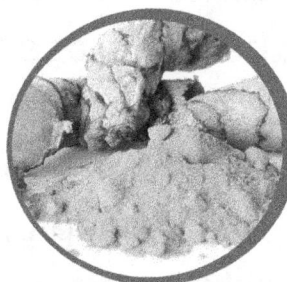

½ TEEL KURKUMAPULVER

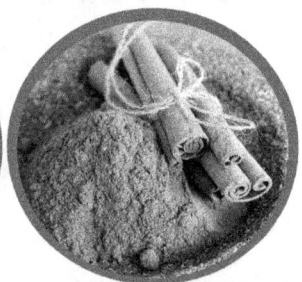

¼ TEEL ZIMTPULVER

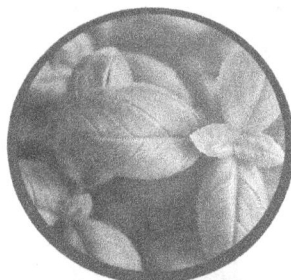

11-12 TULSI (BASILIKUM) BLÄTTER

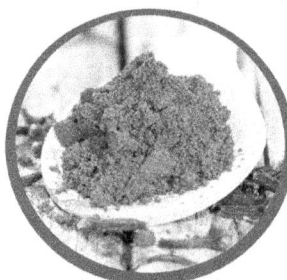

⅛ TEEL NELKENPULVER

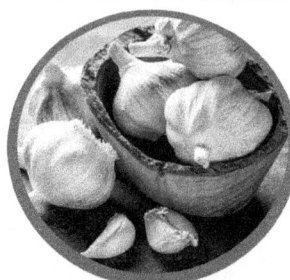

1 KNOBLAUCHZEHE

Mische alle Zutaten in einem halben Glas warmem Wasser; 2 - 4 mal täglich einnehmen.

Anmerkung:

- Die Knoblauchzehe kannst du auch weglassen (wenn du Knoblauch aus religiösen oder anderen Gründen vermeiden möchtest).
- Bisweilen wird empfohlen, Babys unter 1 Jahr keinen Honig zu geben. Lies bitte den medizinischen Haftungsausschluss auf der letzten Seite.

4. Schlüssel der Jahrtausendealten Geheimnisse: Marmaa Shakti

Die alten Meister kannten gewisse Energiepunkte am Körper, und wenn diese Punkte gedrückt werden, können sie dir auf unterschiedliche Weise helfen.

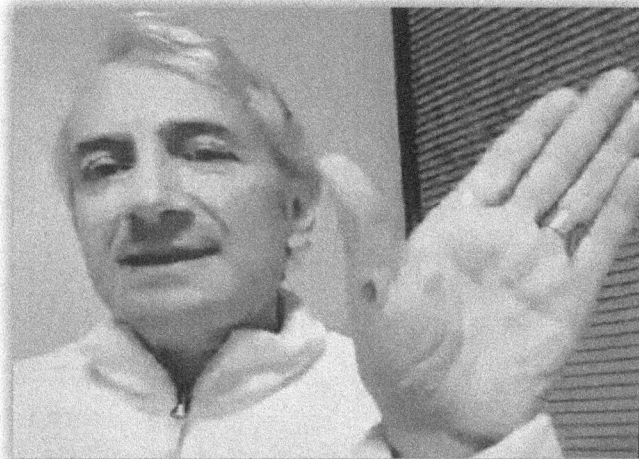

Foto 1

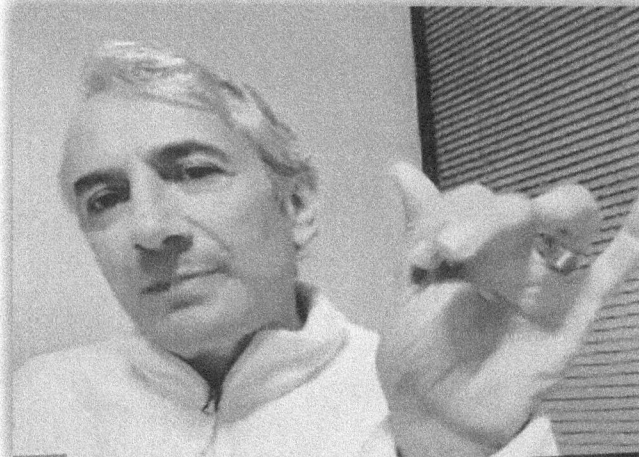

Foto 2

Dr. Giovanni zeigt den Marmaa-Shakti-Punkt zur Verbesserung des Gedächtnisses und der Konzentration

Auf dem 1. Foto: Siehst du den Punkt auf Dr. Giovannis linkem Daumen? Das ist der Punkt, den Du fest drücken musst.

Auf dem 2. Foto: Bringe die Spitze deines linken Zeigefingers an den untersten Punkt deines linken Daumen und drücke diesen Punkt 6 Mal fest. Tue dies 6 Mal über den Tag verteilt.

*Um noch viel mehr Marmaa-Shakti-Punkte zu entdecken, die bei verschiedenen Dingen helfen können, siehe das Buch, „Jahrtausendealte Geheimnisse eines Meisterheilers".

5. Schlüssel der Jahrtausendealten Geheimnisse: Lebensstil

Sport, Schlaf, Meditation und/oder Gebet, und selbst die Auswahl deiner Freunde kann einen Einfluss auf deine Gesundheit und dein Glück haben.

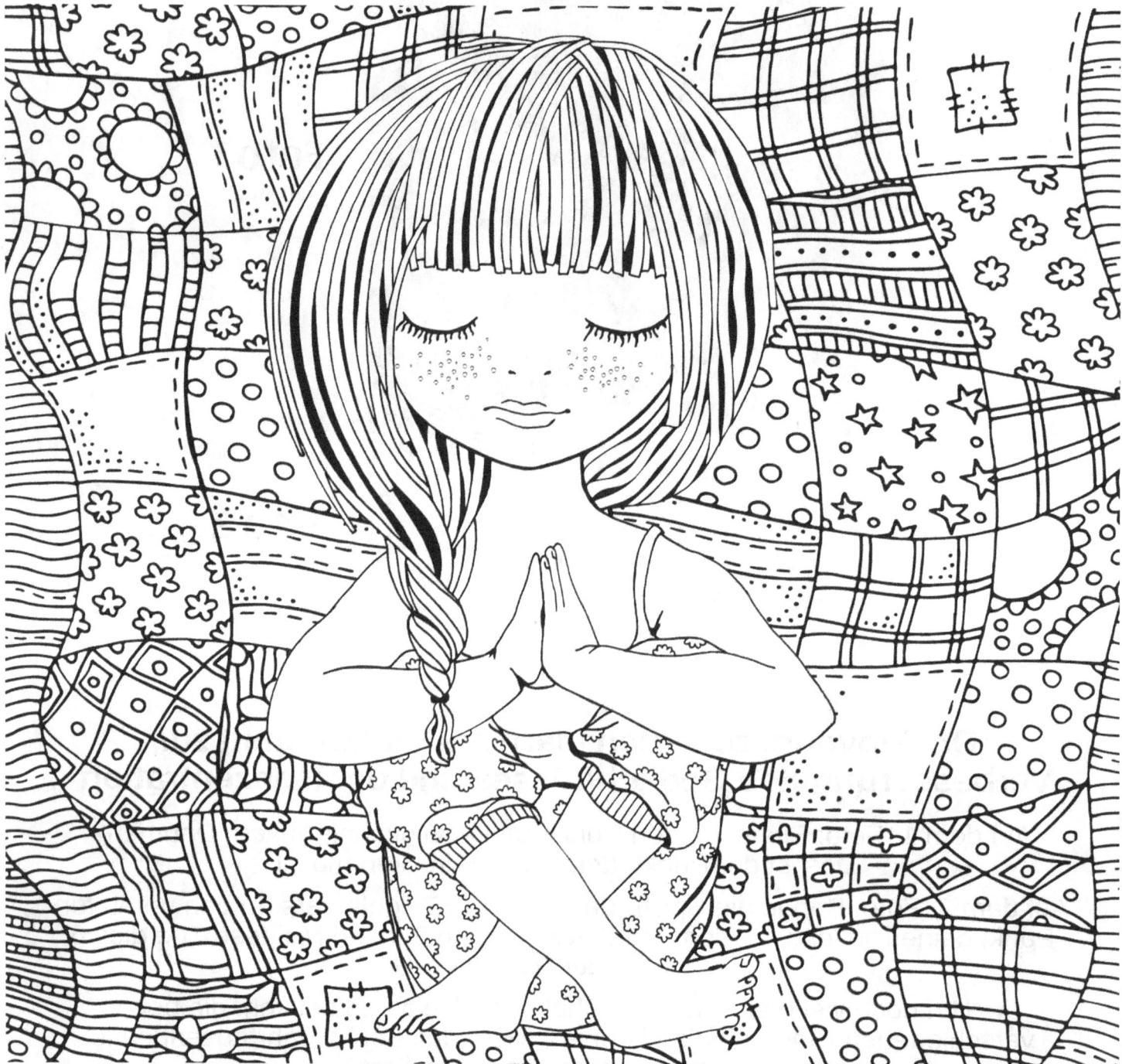

Nimm dir Zeit zum Meditieren - es hilft, Körper, Geist, und Seele ins Gleichgewicht zu bringen.

6. Schlüssel der Jahrtausendealten Geheimnisse: Panchakarma & Asthakarma

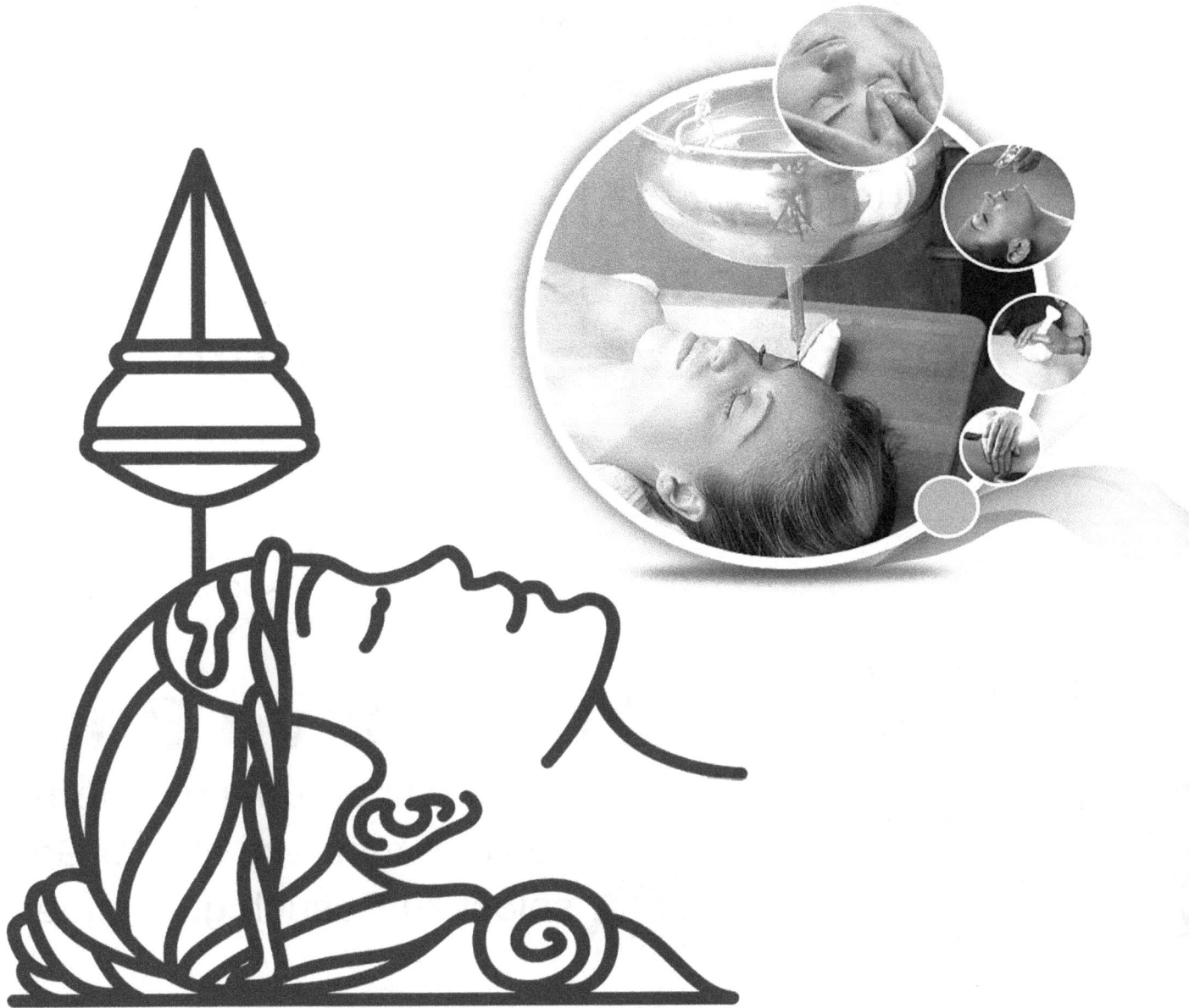

PANCHAKARMA ist ein jahrtausendealter Prozess, der mehrere Wochen dauert. Man ändert seine Ernährung, bekommt Massagen und beinhaltet noch andere Dinge. Dieser Prozess kann helfen, den Körper von Giftstoffen zu befreien, was oft dazu führt, dass du dich am Ende gesünder und energiegeladener fühlst.

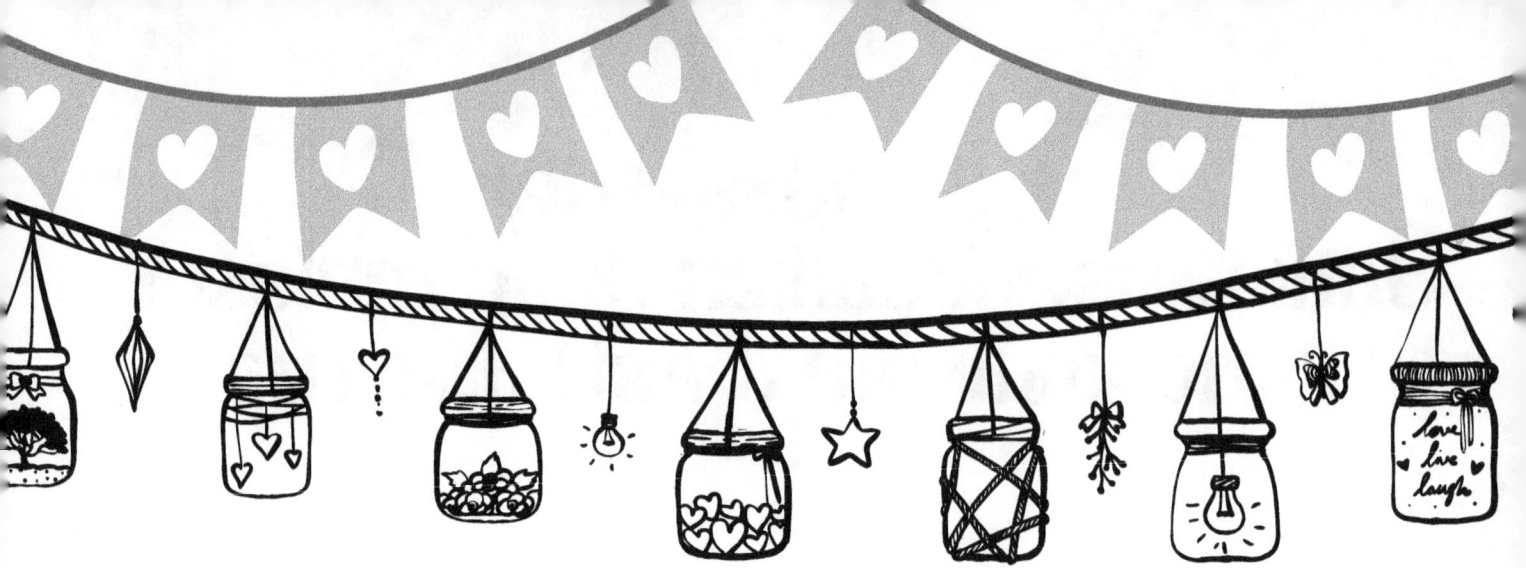

Eines der jahrtausendealten
Geheimnisse besteht darin, Atithi
Devo Bhava zu praktizieren.

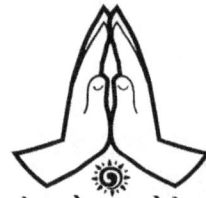

atithi devo bhava

Atithi Devo Bhava

bedeutet, „einen unerwarteten Gast
so zu behandeln, als sei Gott
selbst zu Besuch gekommen."

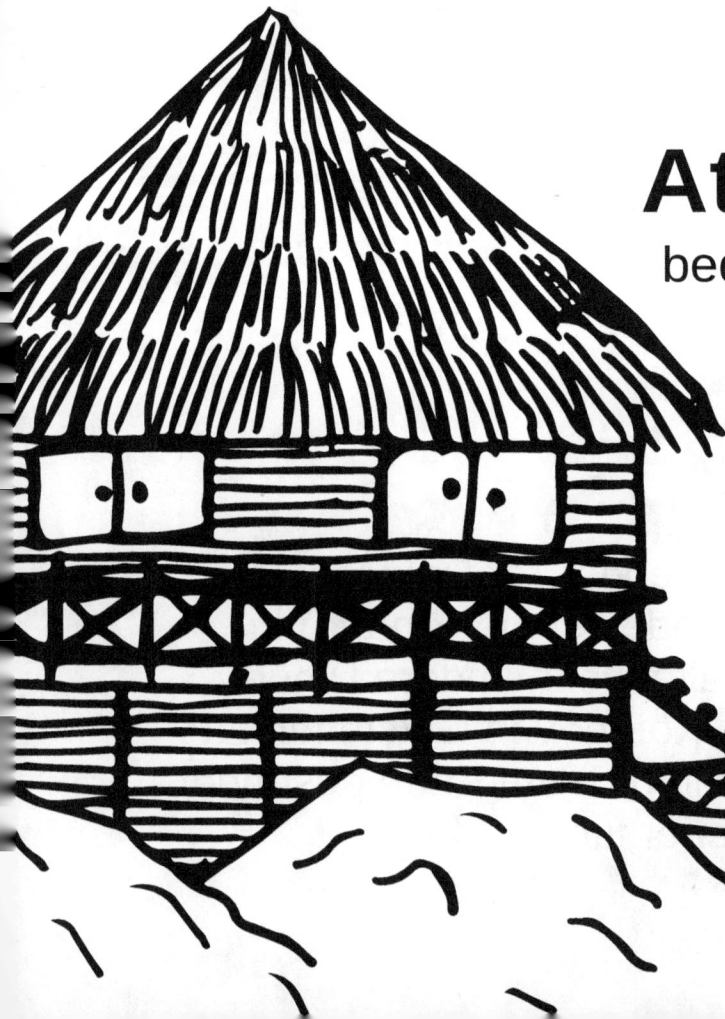

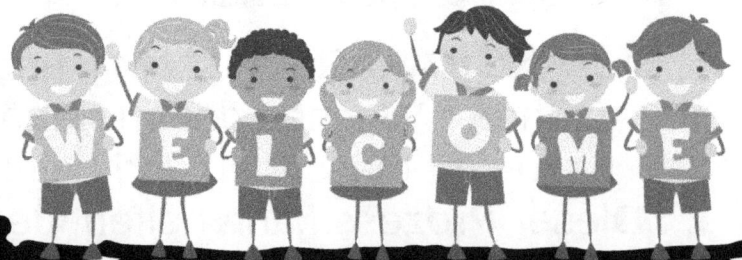

WELCOME

Dr. Clint & Milo

Manchmal erscheint solch ein ,,unerwarteter Gast" auch in Form einer Herausforderung, die in unser Leben kommt.

Eine Herausforderung für Dr. Clint kam, als Dr. Naram starb und er sich sehr einsam fühlte. Am Morgen nach dem Gebetsgottesdienst von Dr. Naram ging Dr. Clint sehr traurig durch die Straßen von Mumbai. Plötzlich tauchte ein Hund auf, der nicht von seiner Seite weichen wollte. Sie wurden bald beste Freunde und dieser Hund, Milo, erinnerte Dr. Clint daran, dass wir nie allein sind und dass Wunder geschehen. Gemeinsam starteten sie ein Spiel, das sie „Das Wunder-Experiment Spiel" nannten. Jetzt können Menschen auf der ganzen Welt dieses Spiel gemeinsam spielen und sehen, wie Wunder in ihrem Leben geschehen, wenn sie diese jahrtausendealten Geheimnisse anwenden. *ASMH, Seite 308*

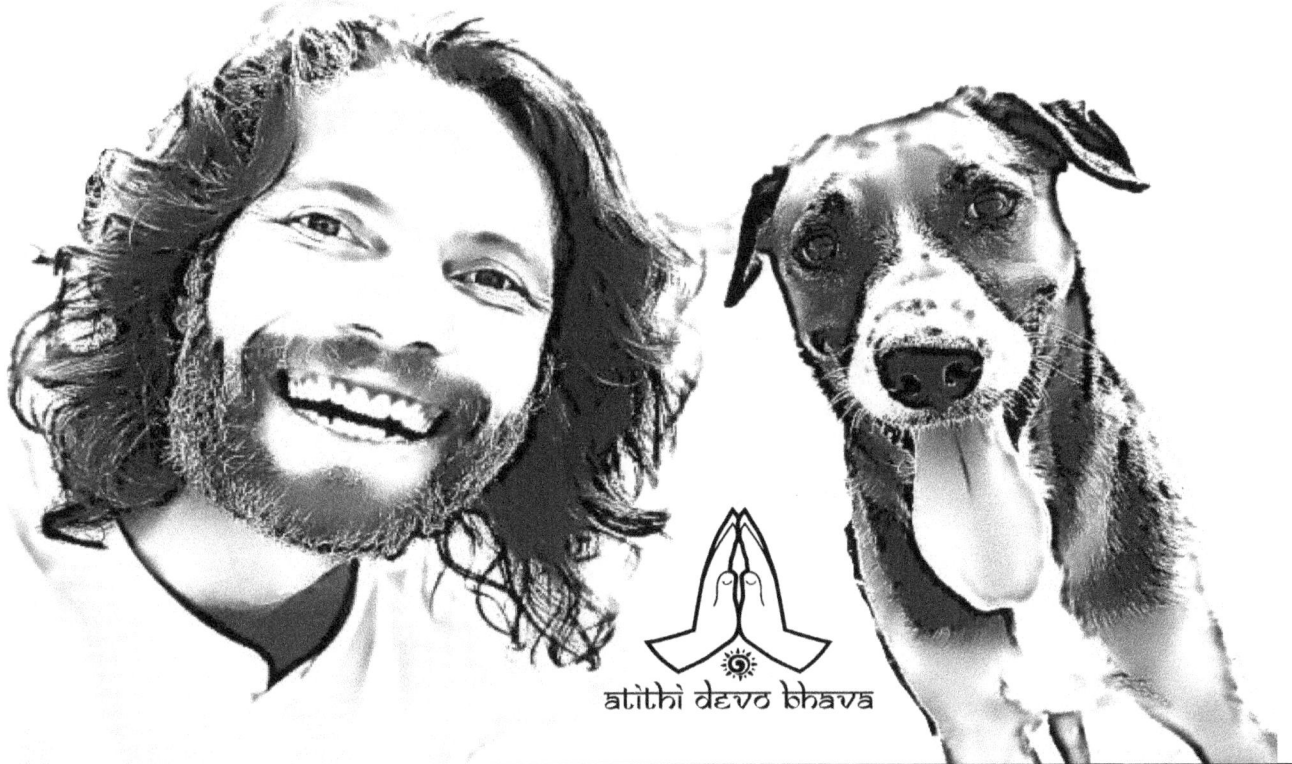

atithi devo bhava

Was war ein ,unerwarteter Gast' oder eine Herausforderung, die in dein Leben gekommen ist und am Ende ein Geschenk war?

HUNDE

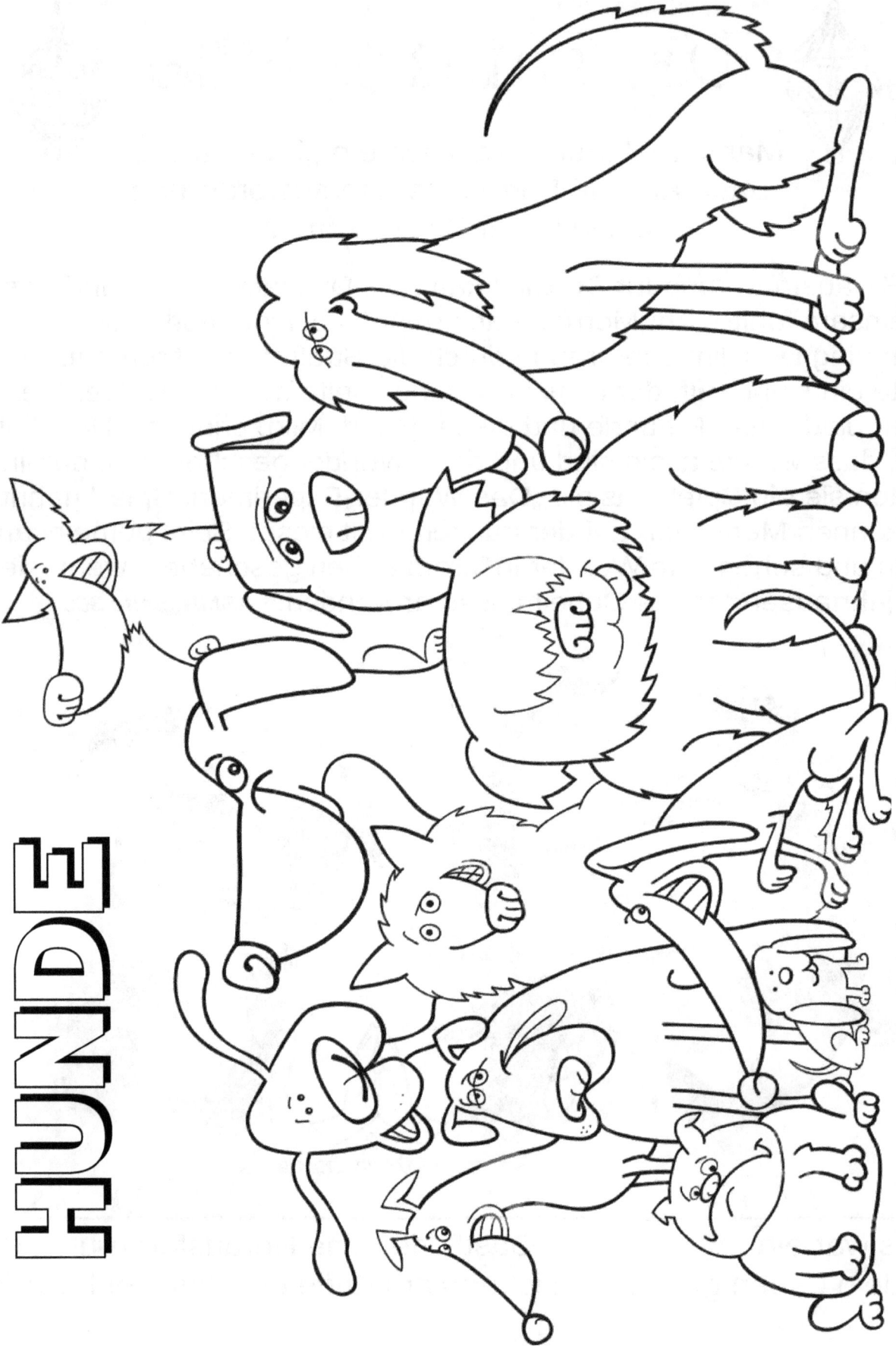

Genau wie bei den Menschen gibt es Hunde in allen Formen und Größen. Jeder ist einzigartig und etwas Besonderes, genau wie du.

KÜHE

Als Teil des Wunder-Experiment Spiels bittet Dr. Clint die Menschen, sich besondere Mühe zu geben, um Tiere zu füttern (insbesondere Hunde, Kühe und Krähen).

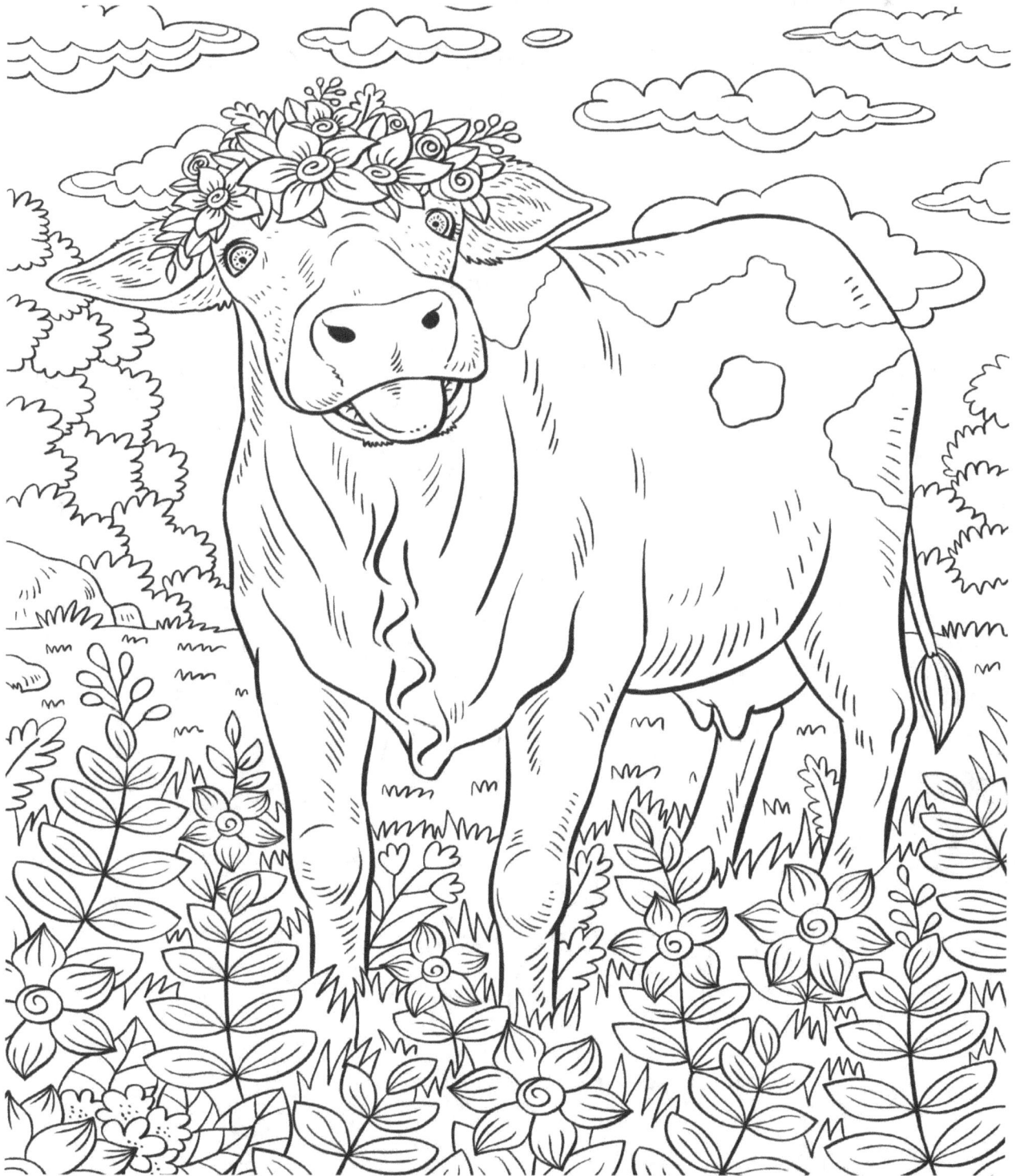

Kühe werden in vielen Ländern besonders wertgeschätzt. Sie sind oft ein Symbol für Reichtum, Stärke und Wohlstand.

Was ist das Wichtigste im Leben?

Dr. Naram sagt, 3 der wichtigsten Dinge sind:
- zu wissen, was du willst
- zu erreichen, was du willst
- und dann zu genießen, was du erreicht hast.

Die jahrtausendealten Geheimnisse können dir bei diesen drei Dingen helfen.

JGEM, Seite 235

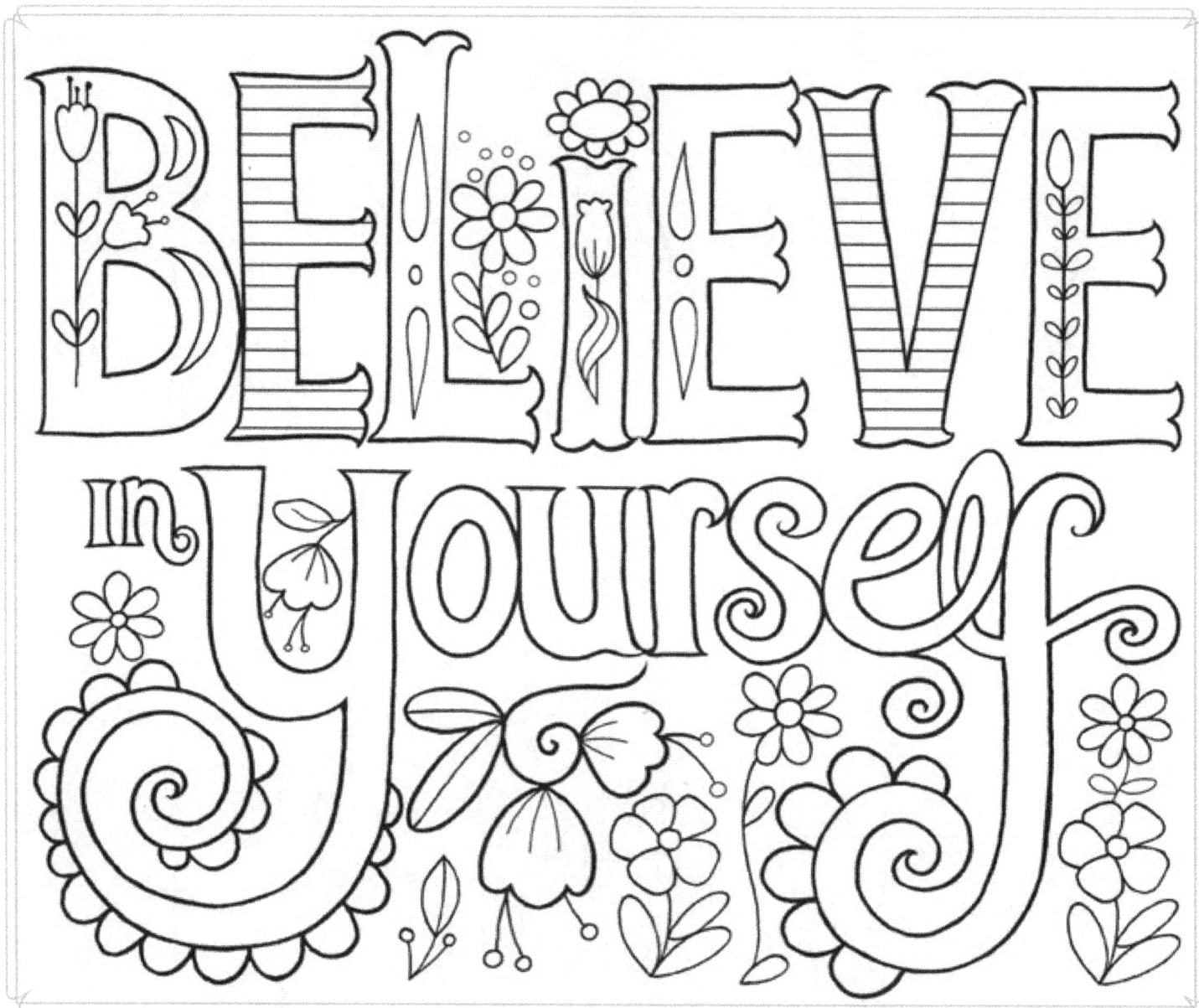

BELIEVE in yourself

Glaube an dich

,,In den letzten 6.000 Jahren der Menschheitsgeschichte ist das größte Bedürfnis der Menschen nicht Liebe, sondern Verständnis." - Baba Ramdas (Dr. Naram's Master)

ASMH, Seite 81

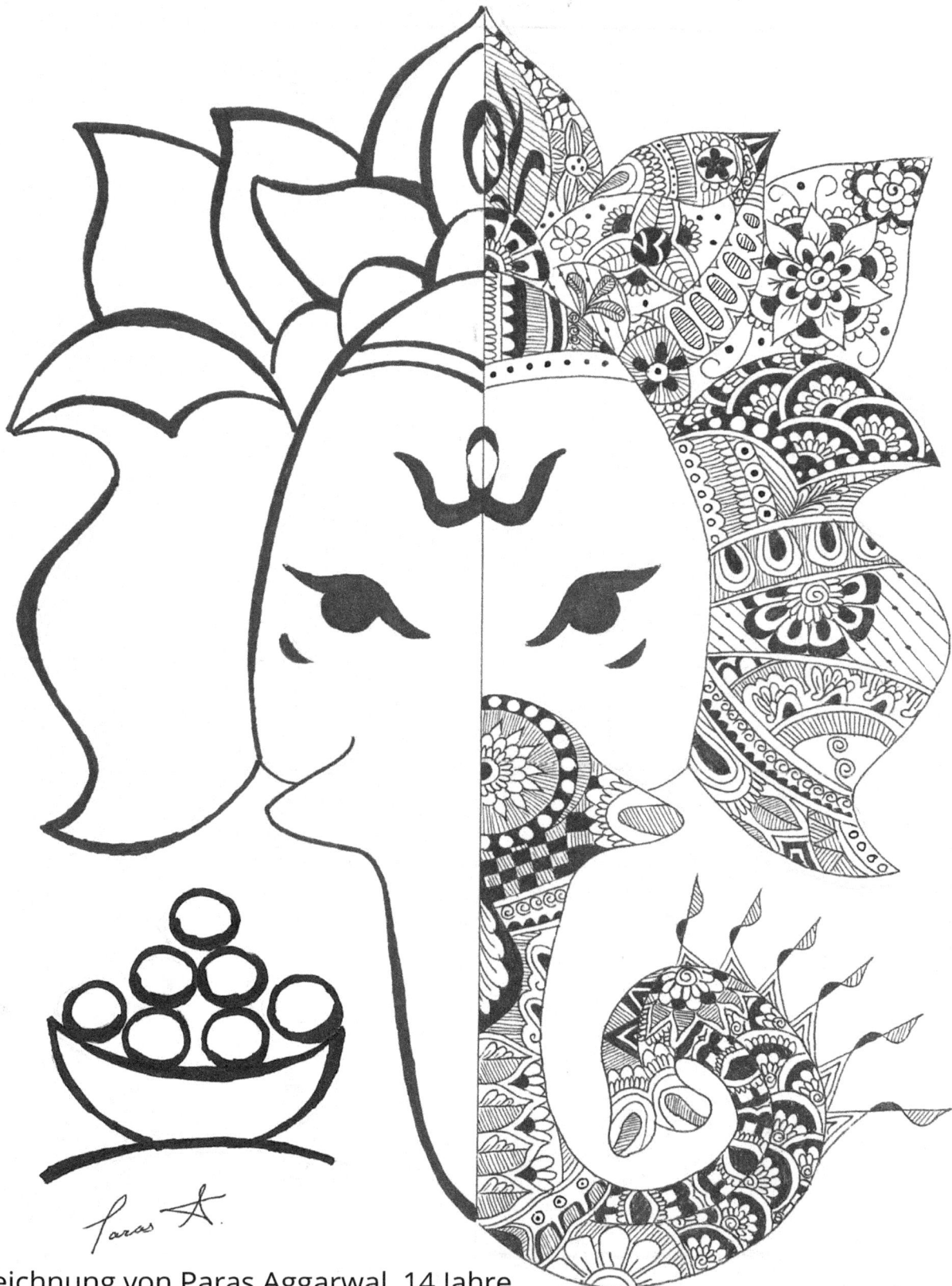

Zeichnung von Paras Aggarwal, 14 Jahre

WAS IST EIN ANDERES JAHRTAUSENDEALTES GEHEIMNIS, UM GLÜCKLICH ZU SEIN?

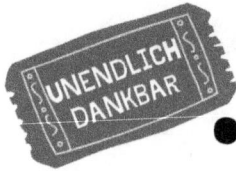

•DANKBARKEIT•

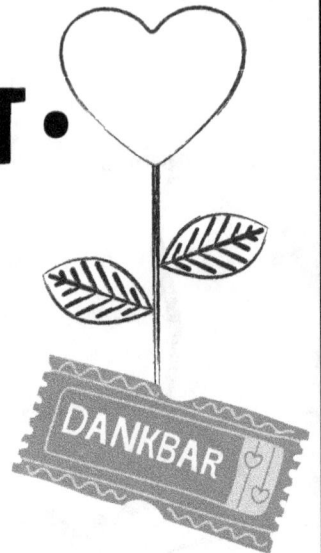

Nenne 3 Dinge, für die du dankbar bist:

1)

2)

3)

Nenne 3 Dinge, die dich glücklich machen:

1)

2)

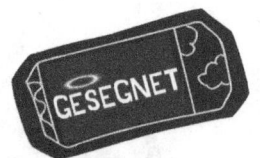

3)

When you are grateful, fear disappears and abundance appears

Wenn du dankbar bist, verschwindet die Angst und Wohlstand kommt in dein Leben

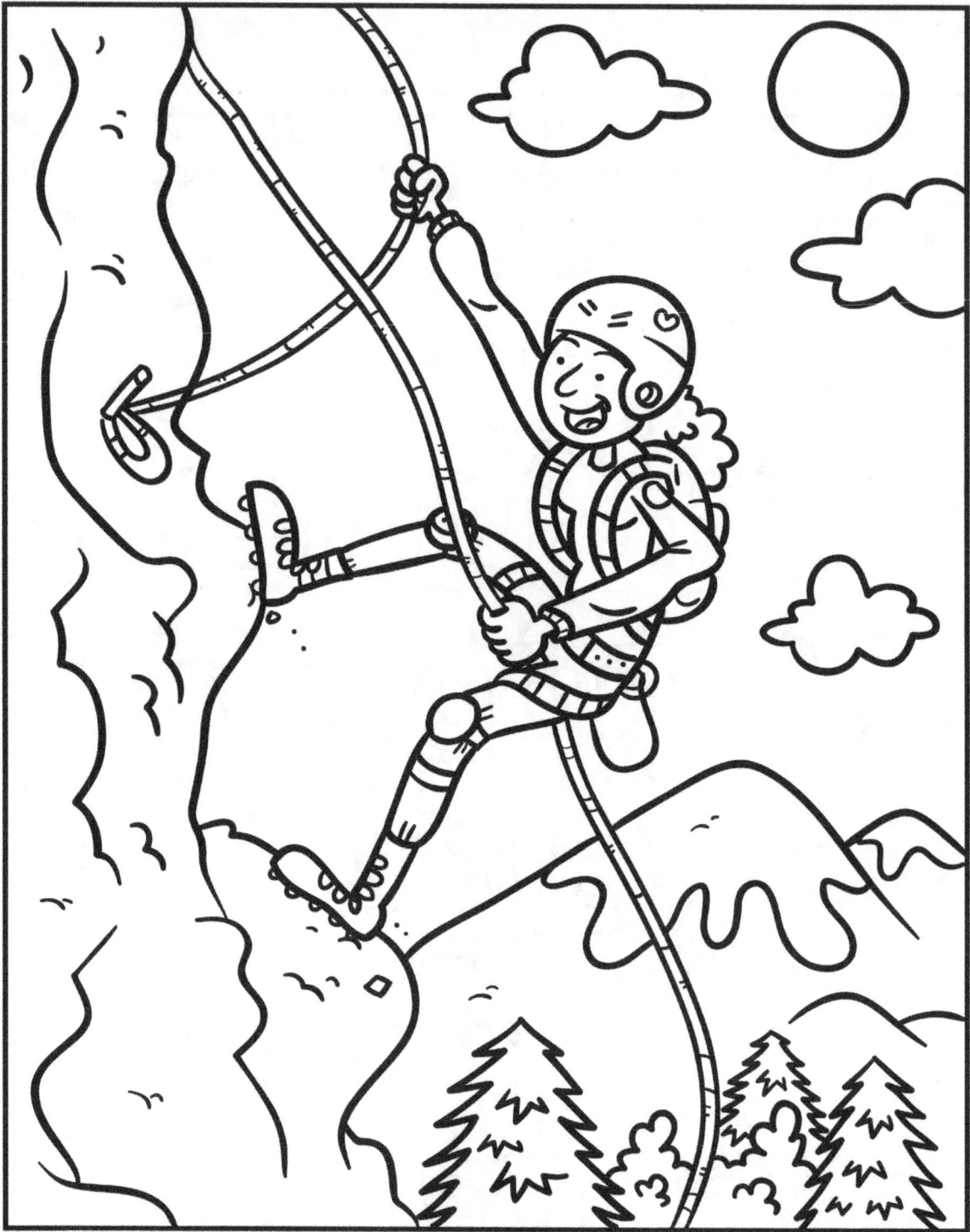

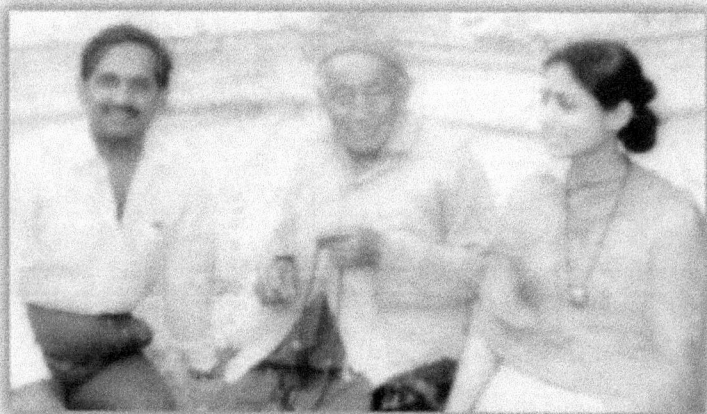

Dr. Pankaj & Smita Naram mit Baba Ramdas

„Egal wie groß das Problem oder die Schwierigkeit ist, gib niemals die Hoffnung auf."

- Baba Ramdas
(Dr. Naram's Meister)

Lotusblume

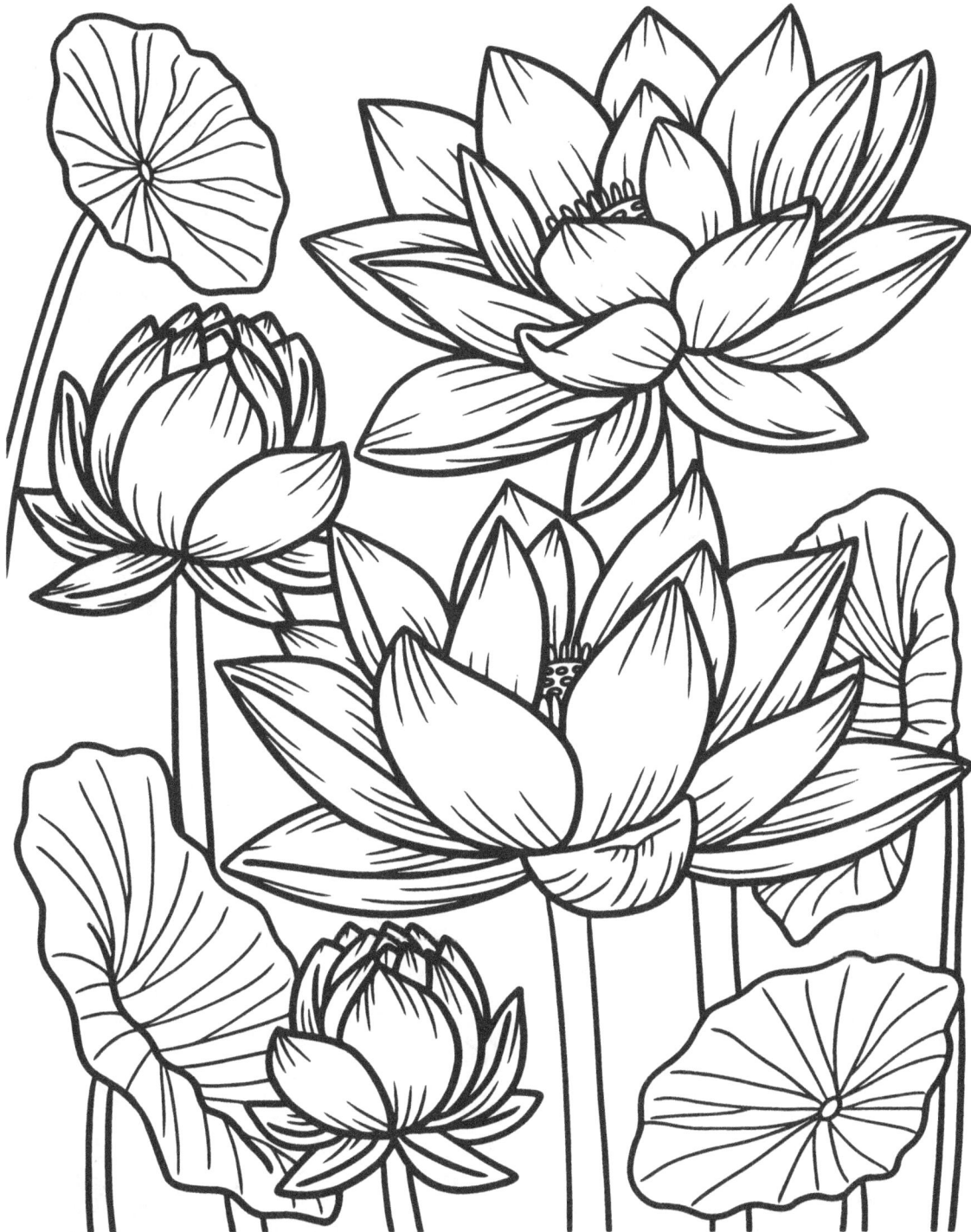

„Mein Meister sagte, so wie die strahlend weiße Lotusblume aus dem dunklen Schlamm aufsteigt, um ihren Glanz und ihren Duft mit uns allen zu teilen, so müssen sich diese jahrtausendealten Heilgeheimnisse öffnen, um ihre tiefe heilende Schönheit und Kraft der ganzen Menschheit zu offenbaren. Es ist einfach eine Denkschule, der jeder beitreten kann und von der jeder profitieren kann - indem er lernt, sich selbst und anderen dabei zu helfen, tiefgreifende Heilung zu erfahren." - Dr. Naram

JGEM, Seite 280

Baum des Lebens

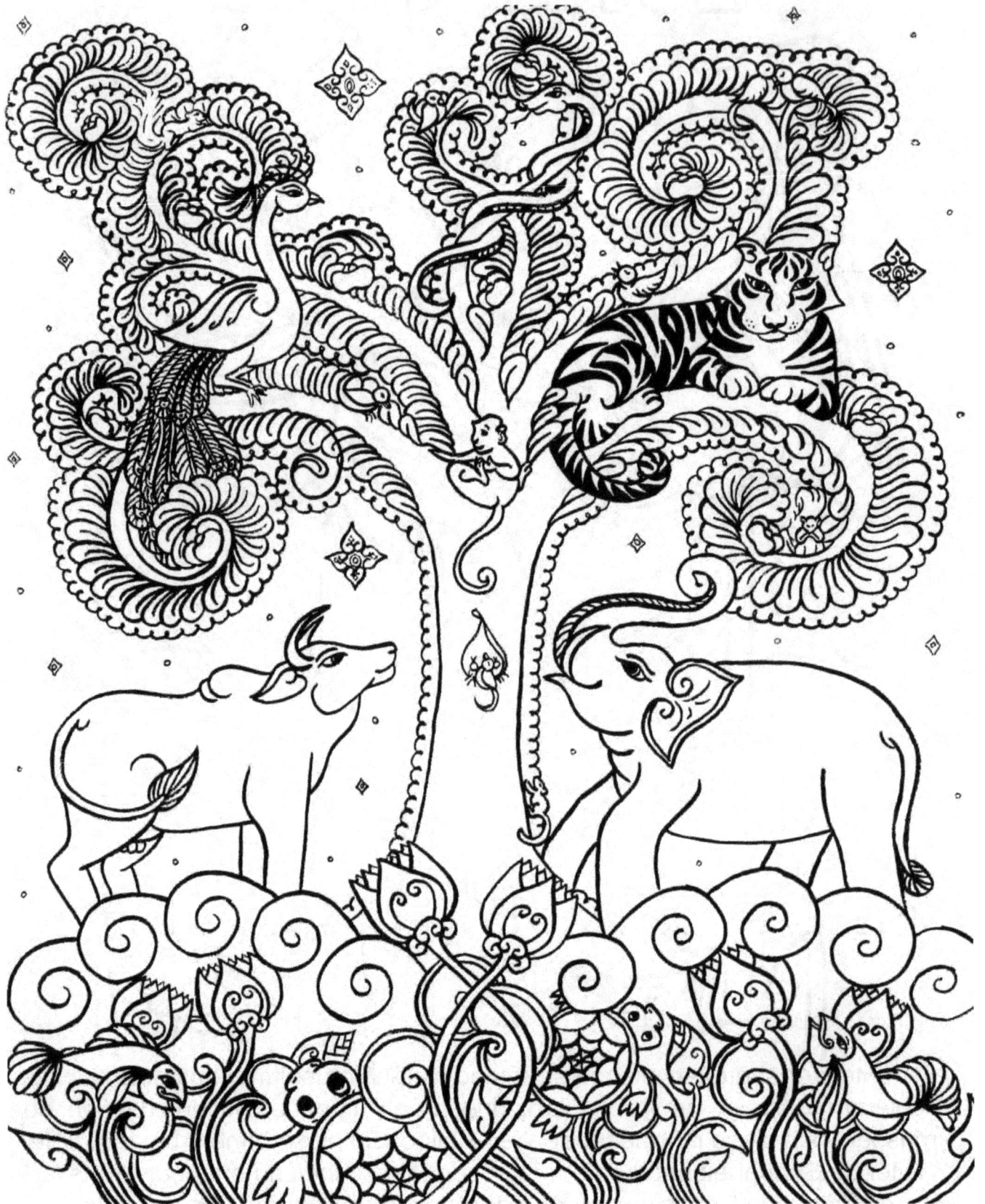

Die Stiftung Ancient Secrets Foundation hat es sich zur Aufgabe gemacht, Tieren, Bäumen, Waisenkindern, Pflanzen & allem Leben zu helfen und sie zu schützen.

Diese wundervollen Waisenkinder aus Nepal flechten Armbänder, um den vom Erdbeben betroffenen Menschen ihre Unterstützung zu zeigen.

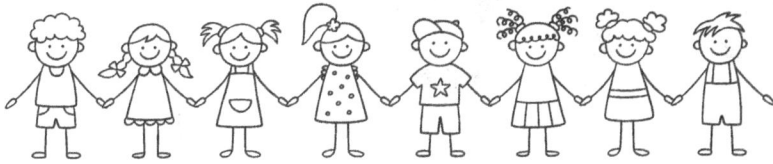

Die Stiftung Ancient Secrets Foundation versorgt Kinder wie diese mit lebenswichtigen Dingen wie Schuhe, Kleidung und Lehrmaterialien und gibt ihnen Liebe und Unterstützung.

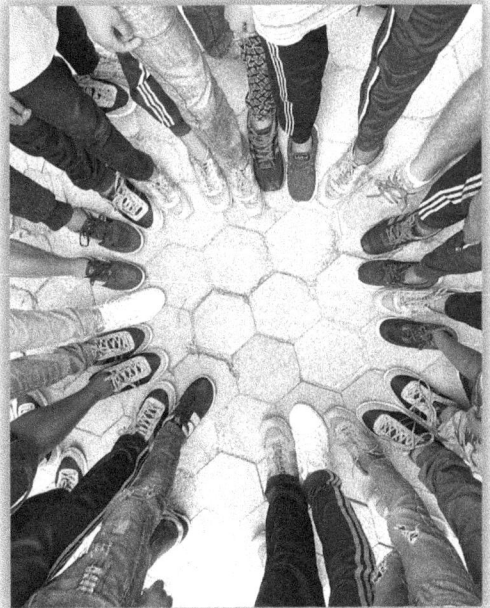

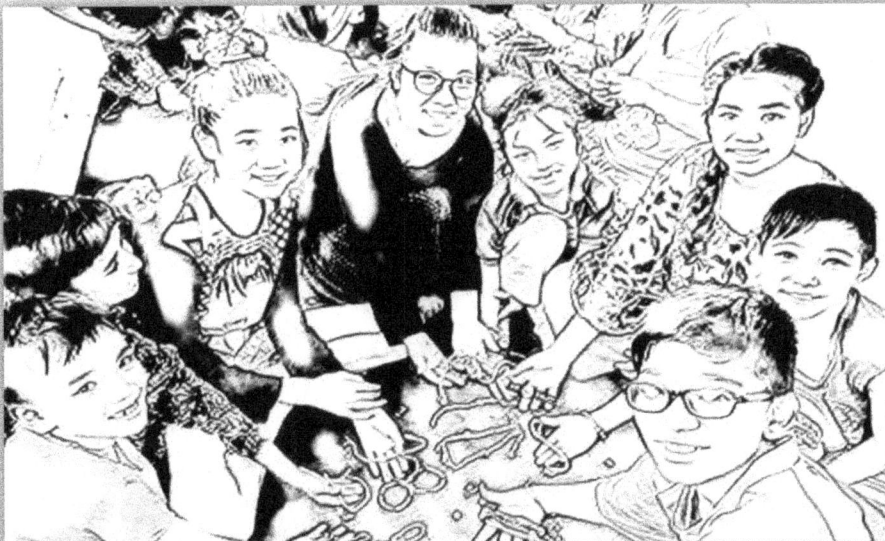

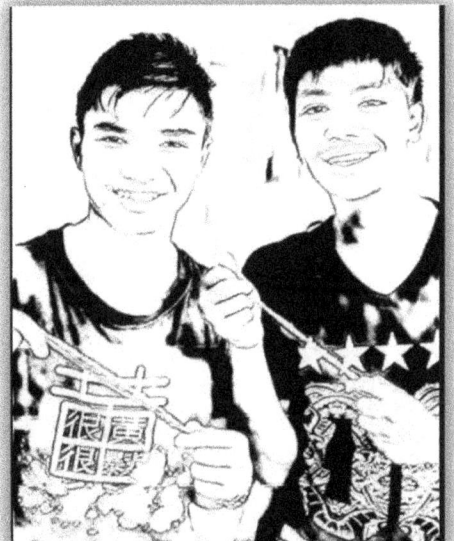

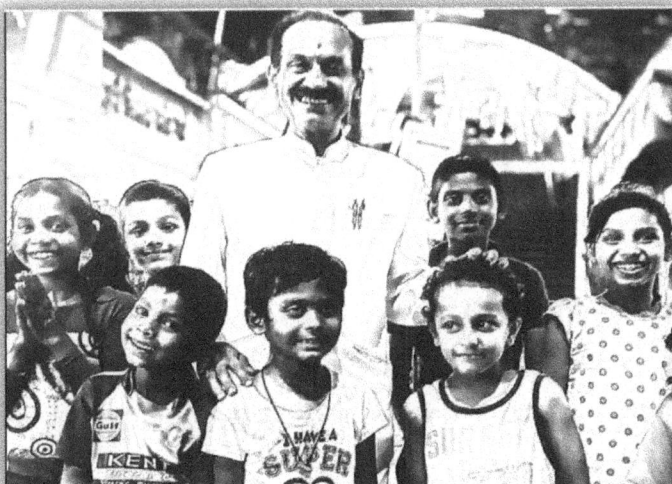

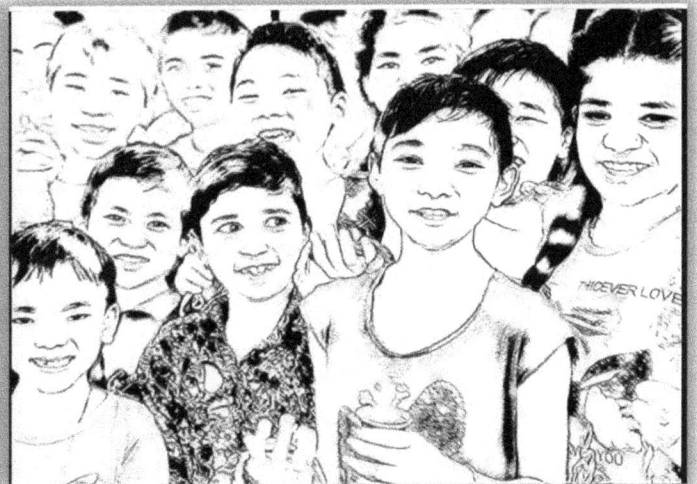

Denny & Gill

Denny und Gill wuchsen beide in Waisenhäusern auf. Später wurden sie gute Freunde. Gemeinsam entdeckten sie, dass LIEBE jede Herausforderung überwinden kann! Finde mehr darüber heraus, wie sie Menschen auf der ganzen Welt in dem neuen Buch, Love is the Only Truth (Liebe ist die einzige Wahrheit), inspirieren.

Unsere geliebte Gill wirft Mützen, die sie mit Liebe für die Waisenkinder in Nepal gestrickt hat, in die Luft.

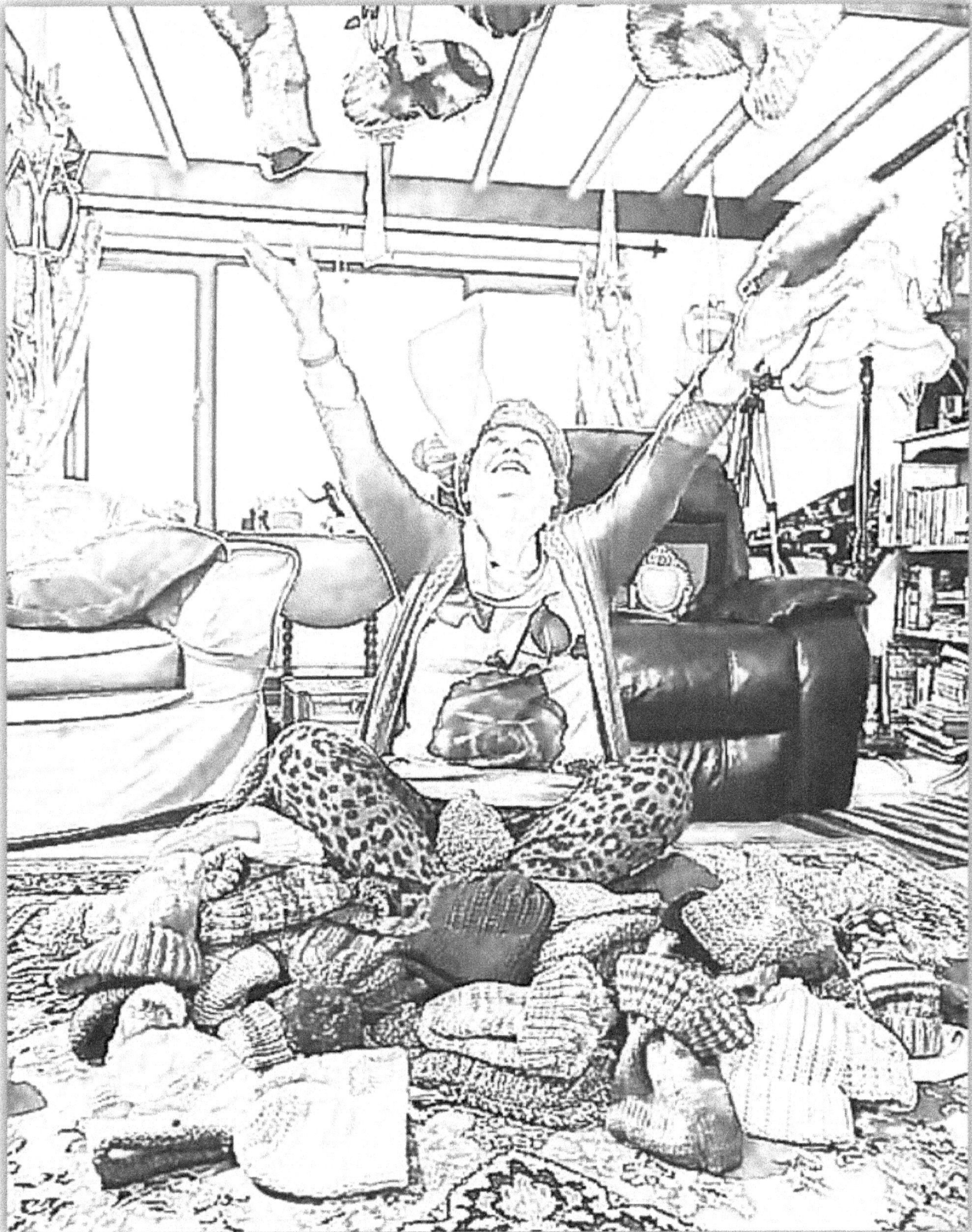

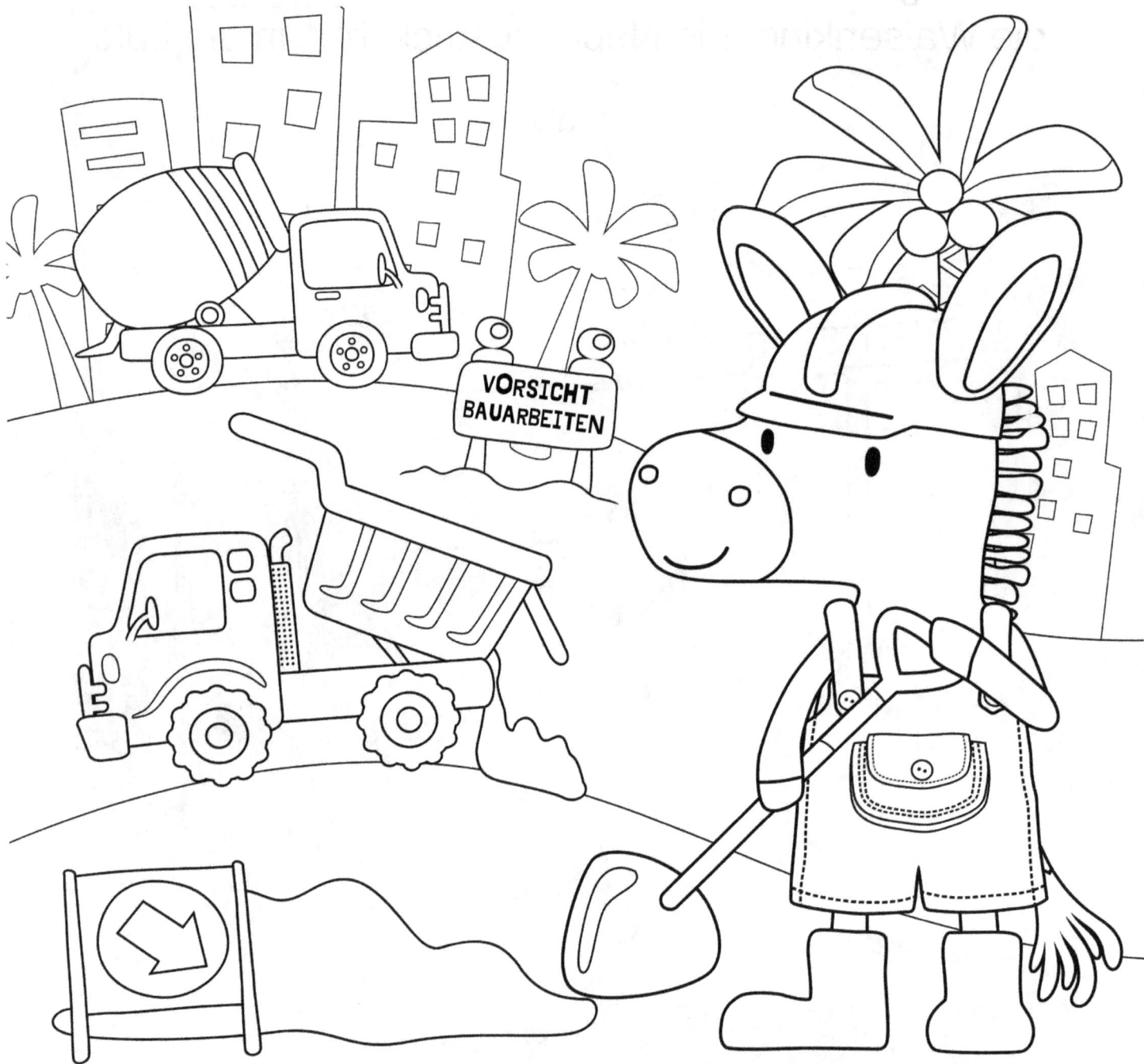

„Verrichte deine Arbeit wie ein Gebet. Einer Arbeit nachzugehen, die du liebst, hält dich jung, egal wie alt du bist." - Dr. Naram

JGEM, Seite 90

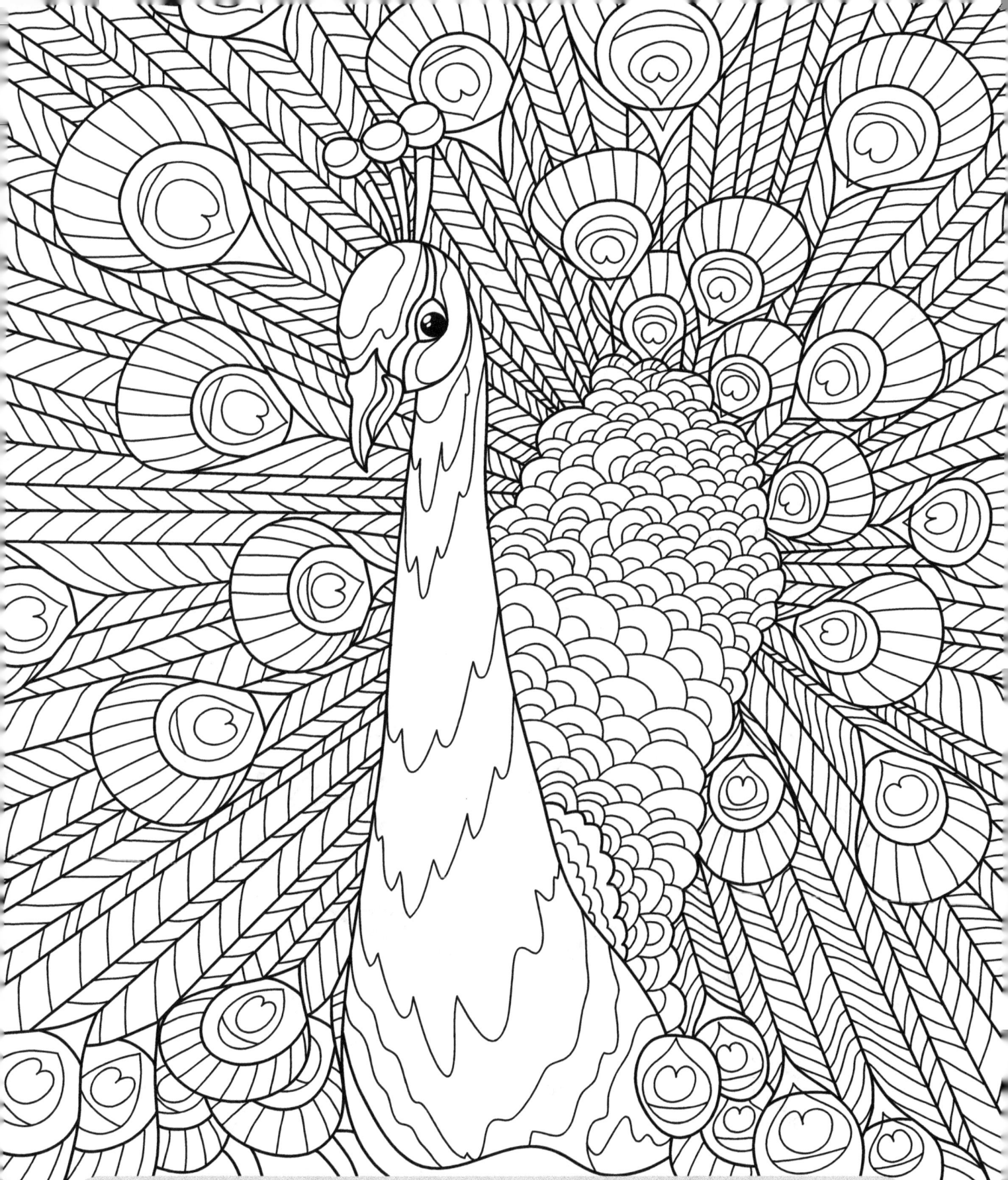

Der Pfau taucht seit der Antike immer wider in Gemälden auf und gilt als Symbol für Schönheit, Wiedergeburt, Reichtum und Stolz.

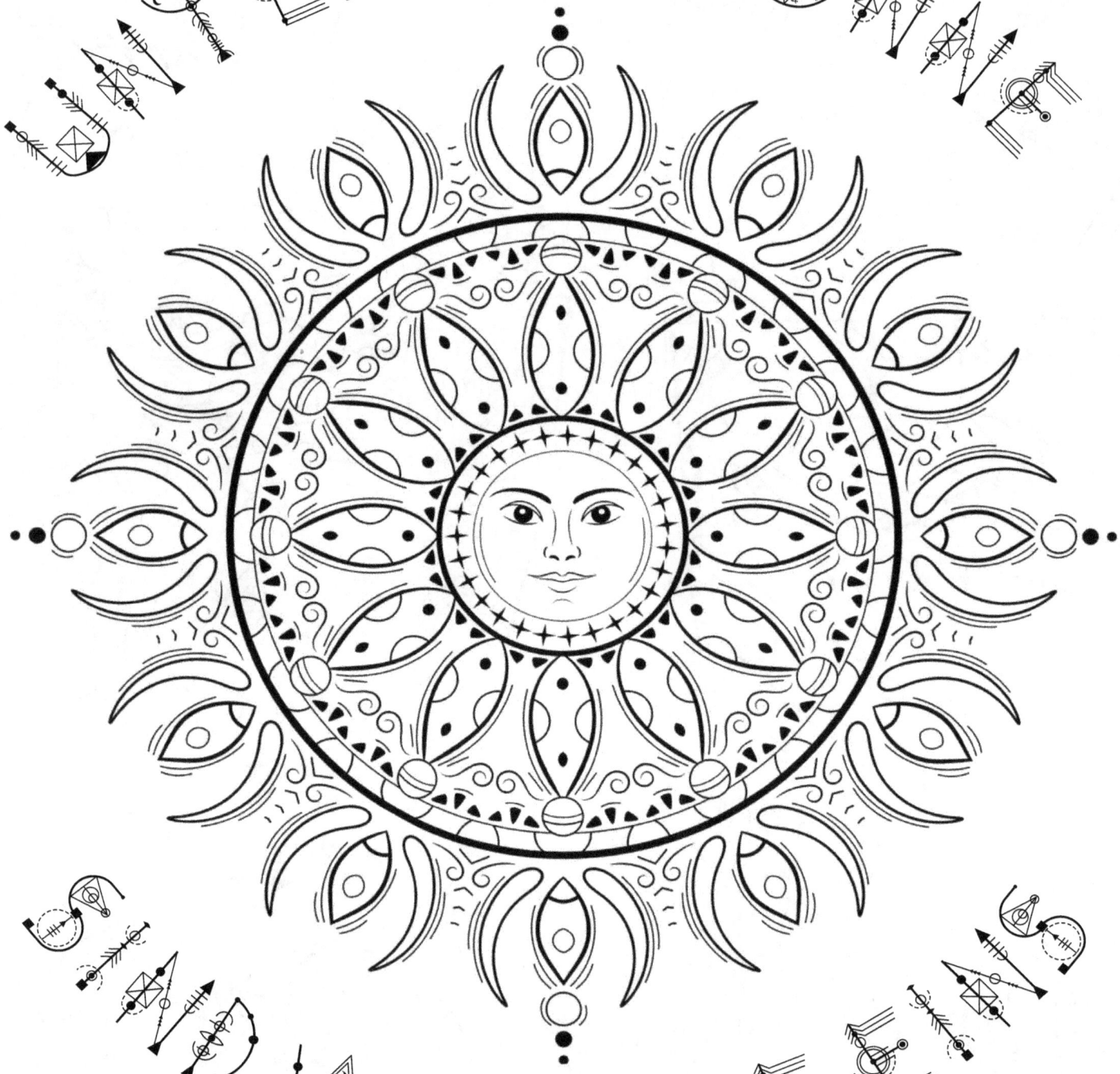

UNTER DER SONNE

SIND WIR ALLE EINS

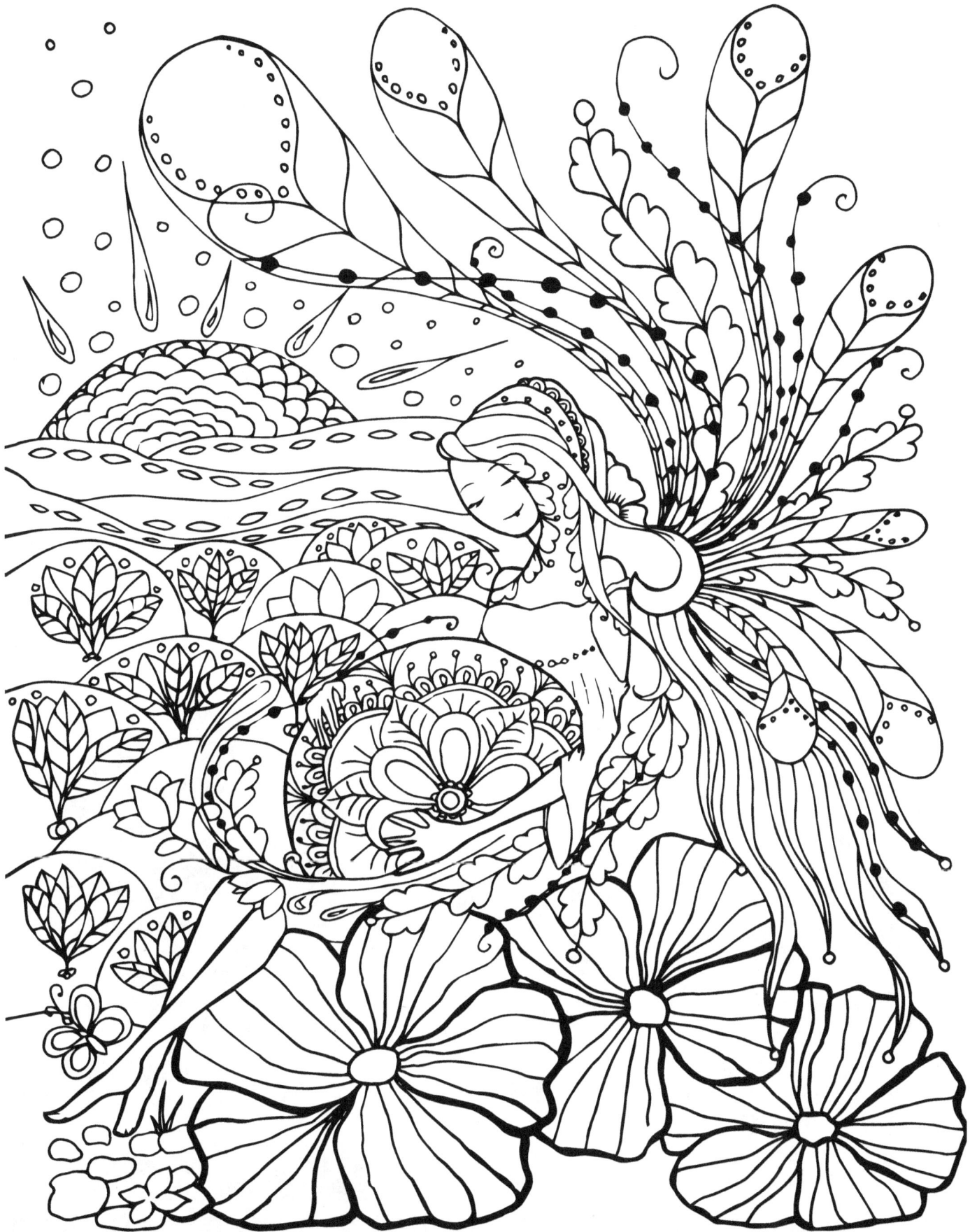

„Gott ist in jedem von uns, und wir alle müssen unseren Lebenszweck entdecken." - Baba Ramdas (Dr. Narams Meister)

Dr. Narams Mission: „Das nützliche Wissen der jahrtausendealten Geheimnisse in jedes Haus und jedes Herz auf der Erde zu bringen."

ZEICHNE DEINE VISION EINER GLÜCKLICHEN ERDE.

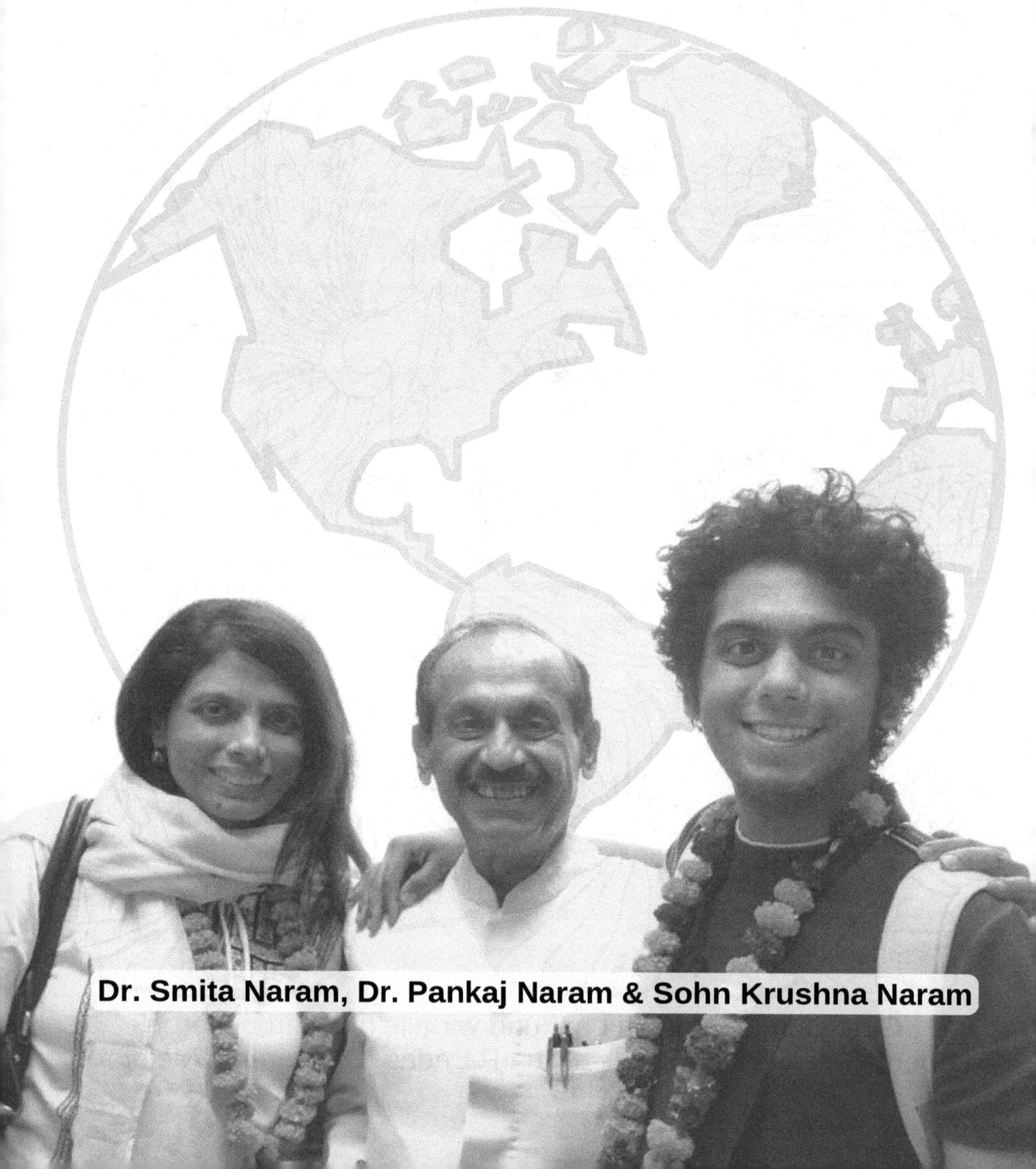

Dr. Smita Naram, Dr. Pankaj Naram & Sohn Krushna Naram

„Ich liebe dich und ich bin bei dir."

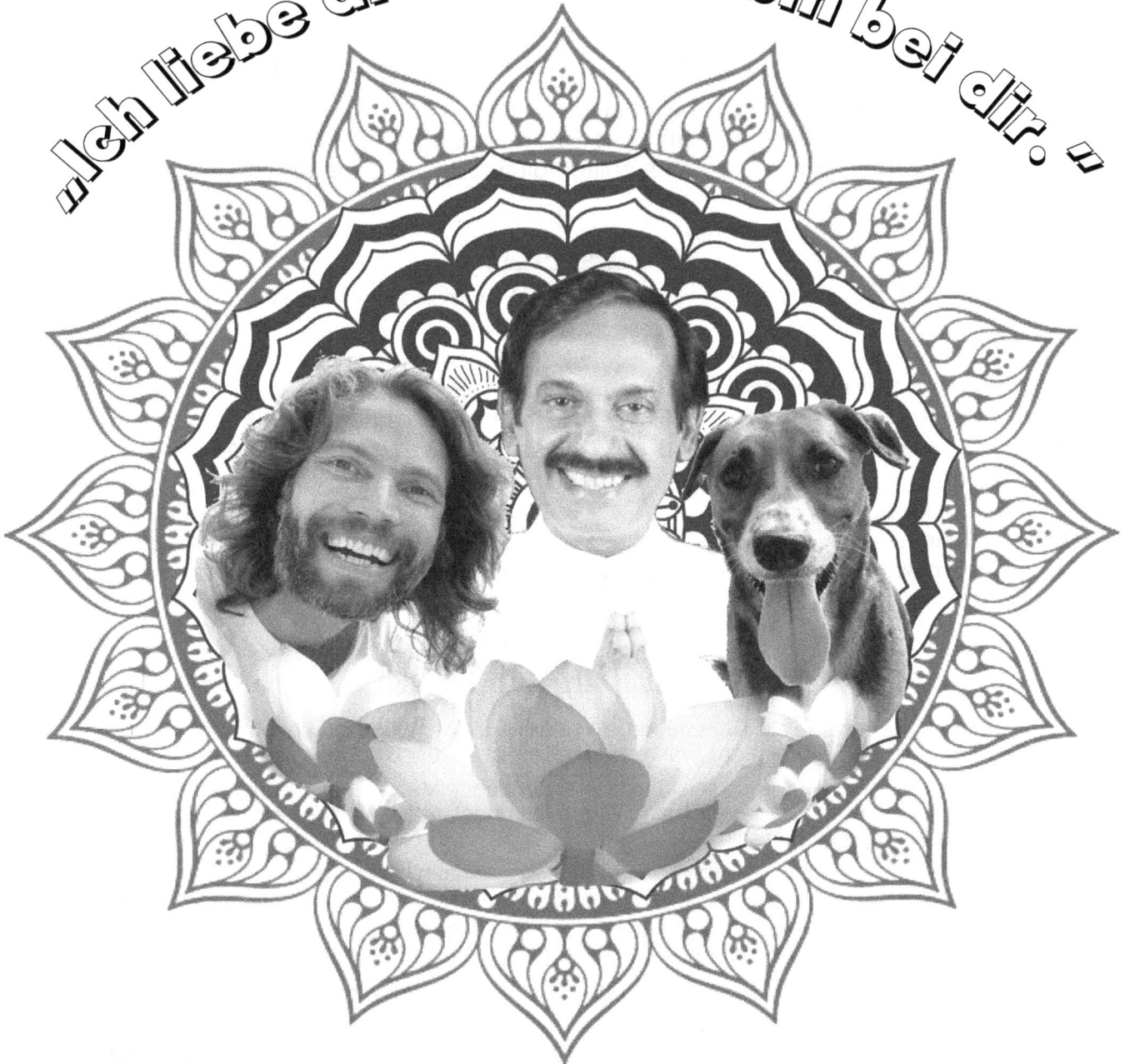

Dr. Clint, Dr. Naram & Milo

Um tiefer in die jahrtausendealten Geheimnisse
einzutauchen, kannst du folgende Webseite besuchen:

MyAncientSecrets.com

Dr. Narams Rezept für die wunderbare Mungbohnensuppe

Wenn du dieses Grundrezept einige Male gekocht hast, kannst Du experimentieren und leichte Änderungen vornehmen, um das perfekte Rezept für dich zu finden.

(Hinweis: Es ist sehr wichtig, das Etikett auf allen Gewürzen und anderen Produkten zu lesen, die du hinzufügen möchtest, um Konservierungsstoffe und übermäßig verarbeitete Lebensmittel zu vermeiden. Alle Zutaten sollten glutenfrei, milchfrei und ohne raffinierten Zucker sein.)

Zutaten

- 1 Tasse ganze getrocknete grüne Mungbohnen
- 2 Tassen Wasser + 1-1 ½ TL Salz
- 1 EL Ghee oder Sonnenblumenöl
- 1 TL schwarze Senfkörner
- 2 Prisen Hing (auch Asafoetida genannt)
- 1 Lorbeerblatt
- ½ TL Kurkumapulver
- 1 TL Kreuzkümmelpulver
- 1 TL Korianderpulver
- 1 Prise schwarzer Pfeffer

- 1- 1 ½ TL frischer Ingwer, fein geschnitten oder gemahlen
- ½ - 1 TL Knoblauchpulver oder 1 Knoblauchzehe fein gehackt
- Nachdem die Bohnen gekocht sind, 2 weitere Tassen Wasser zufügen, um die Suppe flüssiger zu machen
- 3 Stück Kokum (getrocknete Dschungelpflaume)
- Beim Servieren nach Geschmack salzen
- Falls gewünscht: 1 Tasse geschälte, gehackte Karotten und 1 Tasse gewürfelter Sellerie hinzufügen

Vorbereitungsschritte

1. Spüle die Bohnen ab, entferne alle Rückstände, und weiche die Mungbohnen über Nacht in ausreichend Wasser ein. (Füge 1 TL Backpulver hinzu, während sie einweichen, um Blähungen zu reduzieren.)

2. Die Mungbohnen abgießen und abspülen, dann die angegebene Menge Wasser und Salz hinzufügen. In einem Schnellkochtopf kochen, bis sie weich sind. Es dauert ungefähr 25 Minuten, je nach Dampfkochtopf. (Die Bohnen müssen aufgebrochen sein.)

3. Oder: In einem normalen tiefen Topf zum Kochen bringen und dann bei schwacher Hitze mit geschlossenem oder leicht geöffnetem Deckel kochen. (Es dauert etwa 40-45 Minuten, bis die Bohnen vollständig gekocht sind.) Nach 25 Minuten Kokum, Karotten und Sellerie hinzugeben.

4. Während die Bohnen kochen, erhitzen Sie nach etwa 20 Minuten das Öl oder Ghee in einem separaten Topf bei mittlerer Temperatur, bis es geschmolzen ist. Senfkörner hinzufügen.

5. Wenn die Samen zu platzen beginnen, Hing, das Lorbeerblatt, Kurkuma, Kreuzkümmel, Koriander, Ingwer, Knoblauch und eine Prise schwarzer Pfeffer hinzufügen und vorsichtig umrühren. Gut mischen.

6. Temperatur schnell auf die niedrigste Stufe herunterdrehen. Etwa 10 Minuten leicht köcheln. Nicht anbrennen lassen.

7. Gebe die gekochten Bohnen mit 2 Tassen Wasser in den Topf mit den siedenden Gewürzen.

8. Zum Kochen bringen und weitere 5-10 Minuten köcheln lassen.

Genieße die Suppe. Kann mit Basmatireis serviert werden.

Rezept aus: Jahrtausendealte Geheimnisse eines Meisterheilers

**Entdecke Videos zur Zubereitung dieser Suppe sowie weitere Rezepte und mehr:
MyAncientSecrets.com**

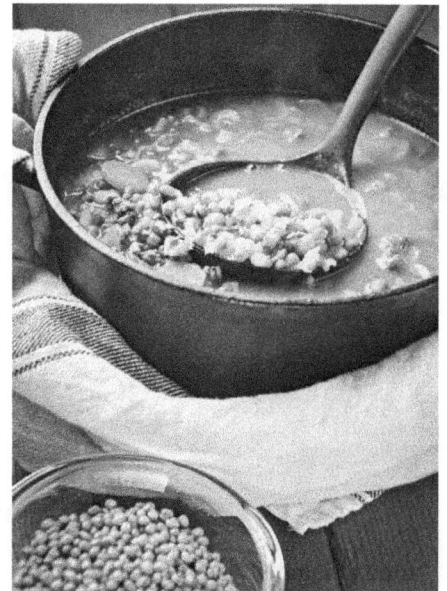

Wie kannst Du mehr jahrtausendealte Geheimnisse entdecken?

Wichtige Links und Kontaktdaten:

Um ein Exemplar von „Jahrtausendealte Geheimnisse eines Meisterheilers" zu erhalten und ein Teil unserer Gemeinschaft zu werden oder einem unserer Kurse beizutreten, besuche bitte: MyAncientSecrets.com

Kurse & Ausbildung:

100-Tage Training Jahrtausendealte Geheimnisse

Entdecke spezifische jahrtausendealte Heilgeheimnisse und wende sie in Deinem eigenen Leben an. Erfahre mehr über die Grundlagen des Ayurveda/Siddha-Veda. Diese Lernerfahrung ist vollgepackt mit Lehrvideos, Hausmitteln, Marmaas und vielem mehr!

30-Tage Wunder Experiment Spiel

Jetzt auf englisch, spanisch, russisch und italienisch! Setze deine jahrtausendealte geheime Kraft frei. Erlebe eine vitale Gesundheit, unbegrenzte Energie und Seelenfrieden. Ein lustiges, interaktives Erlebnis innerhalb einer Gruppe.

Und vieles mehr! Bitte gehe zu: MyAncientSecrets.com

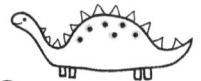

Zusammengehörigkeit/Gemeinschaft

Jeden Sonntag: Globales Zoom Treffen (kostenlos)
Du kannst uns jeden Sonntag live auf Zoom treffen oder auf der FaceBook-Seite von Dr. Clint. Uhrzeit: 8:00 Uhr Pacific / 11:00 Uhr Eastern / 17:00 Berlin

Unsere Stiftung: Ancient Secrets Foundation
Der Erlös aus diesem Buch kommt Waisenkindern in Nepal zugute, oder wichtigen Projekten, die dazu beitragen, Menschen auf der ganzen Welt mit den Jahrtausendealten Geheimnissen zu helfen. Wenn du dich inspiriert fühlst, dich bei uns zu melden oder uns in irgendeiner Weise zu unterstützen, fülle bitte das Formular auf www.MyAncientSecrets.com aus, um dem Miracle Dream Team beizutreten Oder schicke eine E-Mail an: team@MyAncientSecrets.com

*Haftungsausschluss

Wir hoffen, dass dir das "Ausmal- und Beschäftigungsbuch: Jahrtausendealte Geheimnisse für Kinder" gefallen hat!

„Ich bin nicht gekommen, um dich zu belehren.
Ich bin gekommen, um dich zu lieben.
Die Liebe wird dich lehren."

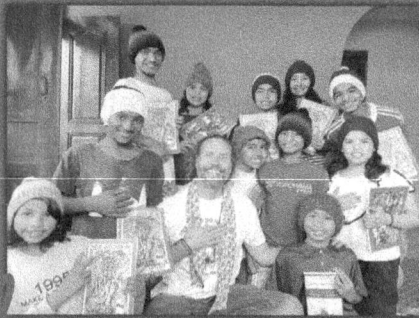

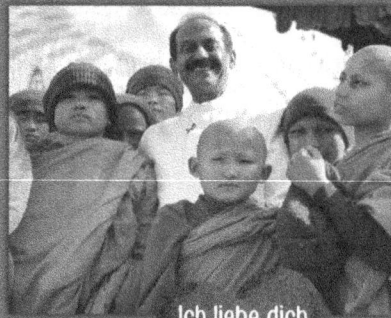

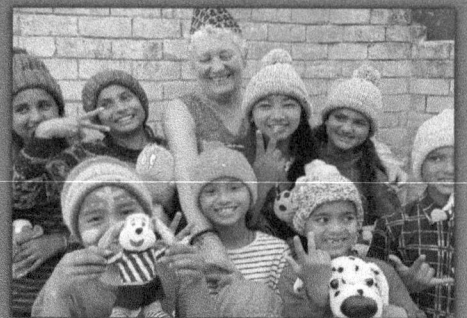

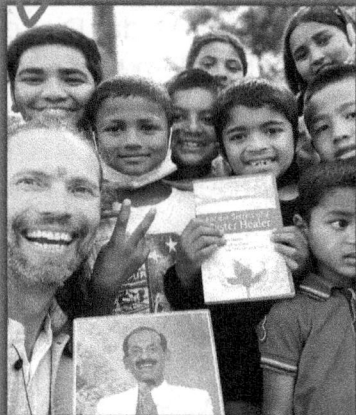

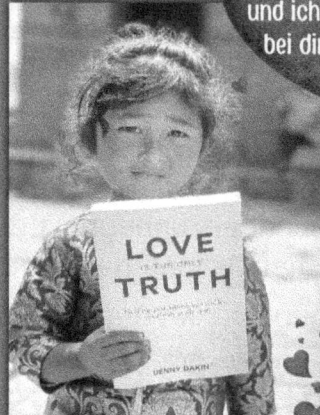

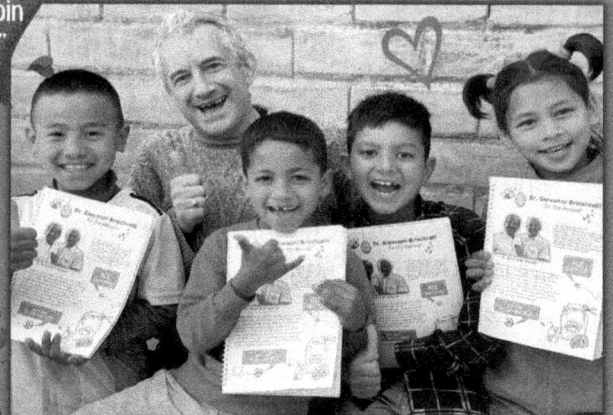

„Ich liebe dich und ich bin bei dir."

"LASS DICH NICHT AUFHALTEN."

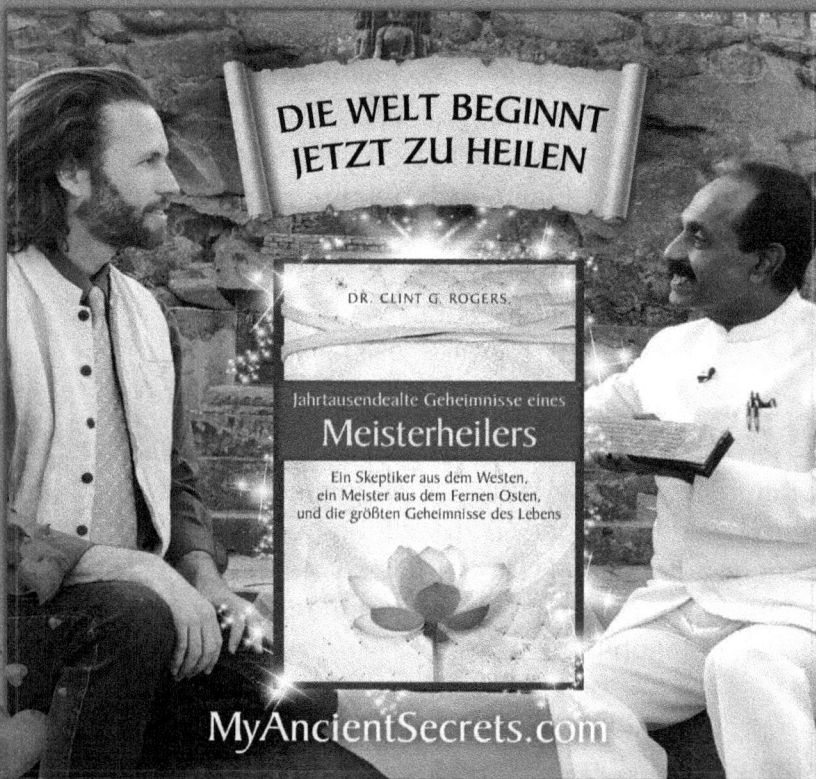

DIE WELT BEGINNT JETZT ZU HEILEN

DR. CLINT G. ROGERS

Jahrtausendealte Geheimnisse eines
Meisterheilers

Ein Skeptiker aus dem Westen,
ein Meister aus dem Fernen Osten,
und die größten Geheimnisse des Lebens

MyAncientSecrets.com

Das englische Original, Ancient Secrets of a Master Healer, wird in mehr als 30 Sprachen übersetzt.

www.ingramcontent.com/pod-product-compliance
Lightning Source LLC
Chambersburg PA
CBHW080427030426
42335CB00020B/2628